OTORHINOLARYNGOLOGY HEAD AND NECK SURGERY

耳鼻咽喉·头颈外科

临床病例图集

周　雷　主编

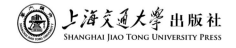

上海交通大学出版社

SHANGHAI JIAO TONG UNIVERSITY PRESS

内容提要

本书收集了作者在临床工作中收集的耳鼻咽喉头颈外科的典型病例和少见病例,耳部疾病(如耳廓囊肿、外耳道炎、鼓膜炎、中耳炎等)、鼻部疾病(如鼻炎、鼻息肉、过敏性鼻炎、鼻窦炎以及鼻腔肿瘤等)、咽喉部疾病(如咽炎、会厌炎、扁桃体炎、喉炎、声带小结、声带息肉、会厌囊肿、咽喉癌等)、头颈部疾病(如感染、外伤、异物及肿瘤等),详细介绍其诊断、治疗原则和治疗方法,尤其是处理过程中应注意的重点。全书以实用性和可操作性为特色,结合大量临床病例图片,为住院医师的临床工作提供参考。本书也可供其他临床医师和医学研究生阅读。

图书在版编目(CIP)数据

耳鼻咽喉·头颈外科临床病例图集/周雷主编.

上海:上海交通大学出版社,2024.8—ISBN 978 - 7 - 313 -
30994 - 5

Ⅰ. R762 - 64;R65 - 64

中国国家版本馆 CIP 数据核字第 2024SZ6387 号

耳鼻咽喉·头颈外科临床病例图集
ERBI YANHOU · TOUJING WAIKE LINCHUANG BINGLI TUJI

主 编:	周 雷			
出版发行:	上海交通大学出版社	地 址:	上海市番禺路 951 号
邮政编码:	200030	电 话:	021 - 64071208
印 制:	上海文浩包装科技有限公司	经 销:	全国新华书店
开 本:	710mm×1000mm 1/16	印 张:	21
字 数:	362 千字		
版 次:	2024 年 8 月第 1 版	印 次:	2024 年 8 月第 1 次印刷
书 号:	ISBN 978 - 7 - 313 - 30994 - 5		
定 价:	158.00 元		

前　言

　　成为一名耳鼻喉科医师是我大学时从未想过的问题。当然,成为一名医师也是我上大学以前没有认真思考过的事情。在高考填报志愿的时候,我的第一志愿是合肥工业大学的土木工程学,在班主任向阳老师的指导之下才填报了医学院。医学院读书的前几年,并不喜欢学医,甚至可以说有点讨厌学医。大四见习之后,见到了一个个在病痛中挣扎的患者后,才开始真正喜欢上医学。那时在无锡,学习很认真。后来实习也一样,每一个科室都很虔诚地去学习,唯独没有去耳鼻喉科。当时我们的轮转计划中,耳鼻喉科只有区区一周的时间,而且临近毕业,于是我拿这几天去南京面试找工作了,虽然后来那家医院并没有接收我。

　　实习时最大的感触就是,我知道了自己喜欢动手去做的事,而且自认为动手能力强,一定可以将手术做好。为数不多的锻炼机会也能向自己和带教老师证明,我可以很好地完成常规操作。至于复杂的操作,我们也没有这样的机会。所以,当时给自己定下的目标就是将来一定要从事外科。但是,具体什么外科,并没有一个概念。

　　工作以后,被负责老师分配到了耳鼻喉科。再后来,科里一个台湾大学的教授跟我说:"你想学耳鼻喉科吗? 耳鼻喉科其实很不错,你可以看到很多很有意思的病例。并且,耳鼻喉科的手术从大刀阔斧到细致入微都有,很考验技术。"经过他的鼓励,我决定留在耳鼻喉科,并暗下决心,一定将手术学好。大学毕业后,曾在基层单位工作了三年。在当初单位工作的时候,一般都是不太复杂的手术,最多的是与鼻腔相关的手术,难得见到复杂一点的病例。鉴于既往的基层工作经历,以及这么多年的住院医师工作,对耳鼻咽喉头颈外科医师成长过程中的痛点有了深刻的体会。写一部惠及耳鼻咽喉头颈外科住院医师的专著,是我一直以来的梦想,也一直在朝这个方向努力。因此,在工作、学习的间隙,将一些心得组织成图文形式的笔记,希望能够帮助更多的同道中人。

　　在这本书里,着重收集了一些较为典型或者不那么常见的病种,并且更倾向于收集一些比较特殊、甚至比较极端的病例,并描述了简短的处理经过或治疗原则,希望能够给住院医师的临床工作一点参考,就已经十分满足了。

由于时间仓促和个人水平所限,书中可能有错误或不足之处,敬请广大同行和读者批评指正,相关内容请发电子邮件到 zhou. lei2@zs-hospital. sh. cn,以便补充和修改。

周 雷

2024 年 5 月于上海

目　录

耳鼻咽喉·头颈外科临床病例图集

第二部分 鼻 科

第三部分　咽　喉　科

第四部分　头颈外科

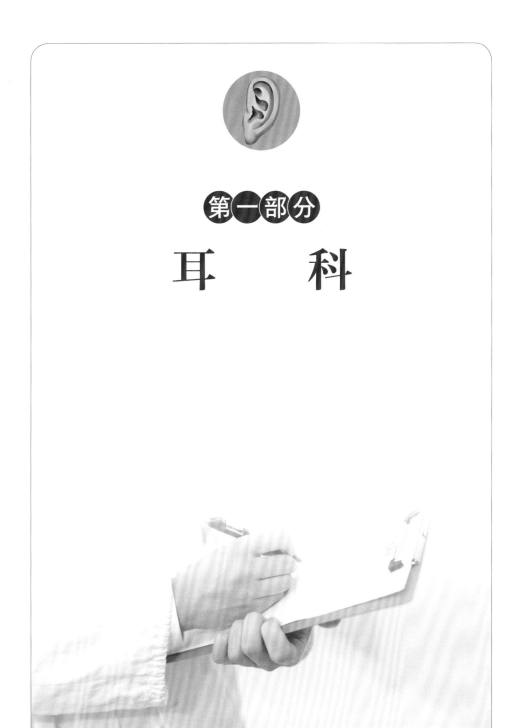

第一部分

耳 科

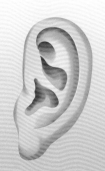

第一章 耳 的 解 剖

中内耳位于颞骨内,结构精细、复杂,借助微型CT和三维重建技术,可以获得细致的耳内部的三维模型,能够对人耳进行多角度、全方位的展示,便于掌握和熟悉耳的相关解剖结构。因此,本章介绍了一些近年来重建的耳三维模型。

听小骨的密度较高(图1-1),结构类似皮质骨,但也有血液供应的孔道,但由于听骨的体积较小,这些血管的结构也使得听骨看上去有较大的孔隙。因此,在发生病变时,这些血管的位置也是听骨容易被胆脂瘤侵蚀的部位。

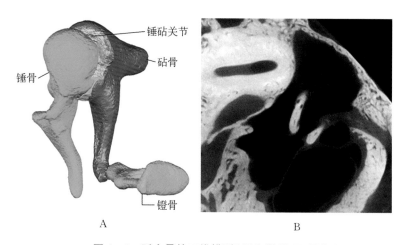

图 1-1 听小骨的三维模型(A)和微型 CT 图像(B)

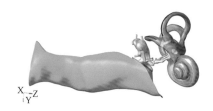

图 1-2 整耳的有限元模型

注:绿色部分为外耳道结构。

通过整体模型的重建(图1-3A、B),并将耳部结构和颅骨及头部软组织放在同一个模型中进行展示,可以看出耳在其中所占的比例非常小(图1-3C、D)。

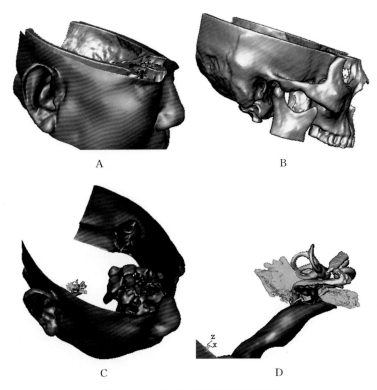

A

B

C

D

图1-3 整体模型和耳部结构位置

以下将通过右侧中耳模型(图1-4～图1-7),详细了解中耳三块听小骨多角度的三维结构展示,以了解其在空间中的分布,便于熟悉听骨链的详细解剖。

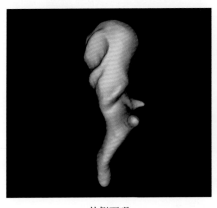

外侧面观

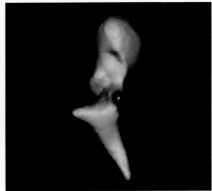

前面观

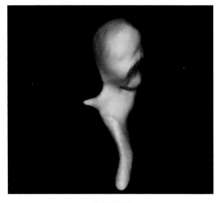

内侧面观   后面观

图 1-4　锤 骨 3D 模 型

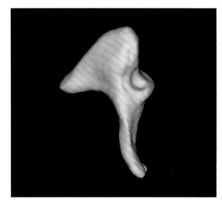

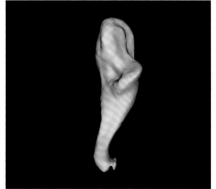

外侧面观   前面观

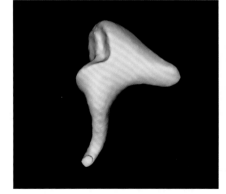

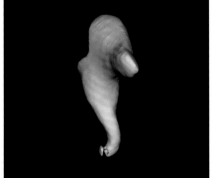

内侧面观   后面观

图 1-5　砧 骨 3D 模 型

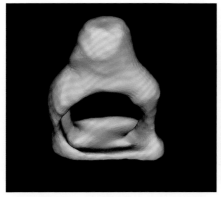

上面观

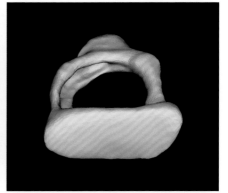

内侧面观

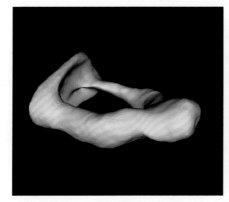

后面观

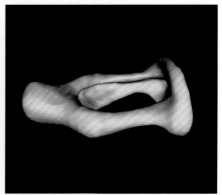

前面观

图 1-6 镫骨 3D 模型

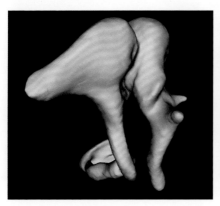

外侧面观

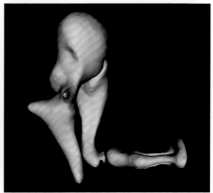

前面观

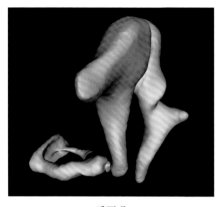 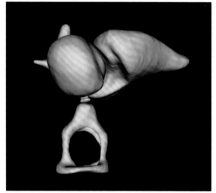

后面观　　　　　　　　　　　　　　上面观

图1-7　听骨链3D模型

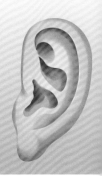

第二章 耳　廓

　　耳廓突出于头部两侧,容易受到各种损伤,且发生于耳廓的病变种类多样。耳廓及其周围的常见疾病包括先天性小耳畸形、先天性耳前瘘管,以及后天性外耳湿疹、带状疱疹、耳廓假性囊肿、肿瘤等病变。不同的疾病处理方式不同,应注意鉴别。

第一节　外 耳 湿 疹

　　外耳湿疹是一个常见疾病,主要发生在外耳道口,表现为耳痒,抓挠后可有黄色分泌物渗出。查体可见外耳道口皮肤增厚、脱屑,创面多较为局限,一般无听力损伤,鼓膜亦完整,有时可见外耳道内的潮湿耵聍。

　　病例 2-1　患者,女性,64 岁,以外耳道口痒为主诉(图 2-1A)。

　　病例 2-2　患者,女性,29 岁,右耳痒为主诉,但痒的部位在外耳道口,而不是耳垂(图 2-1B)。

　　病例 2-3　患者,男性,38 岁,3 天前因耵聍栓塞而用碳酸氢钠滴耳液治疗,主诉右耳有水、潮湿,无耳痒、耳痛,诊断为右外耳湿疹(图 2-1C)。

　　病例 2-4　患者,女性,25 岁,主诉左耳痒、流水 7 天,无疼痛及听力下降,诊断为左外耳湿疹(图 2-1D)。

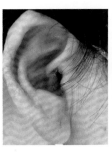 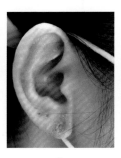 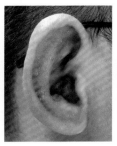 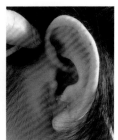

A　　　　　　　　　B　　　　　　　　　C　　　　　　　　　D

图 2-1　外 耳 湿 疹

病例 2-5 患者，男性，26 岁，双耳湿疹，伴有外耳道深部分泌物结痂（图 2-2），表面有真菌菌丝。

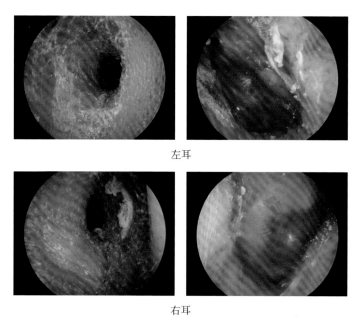

左耳

右耳

图 2-2 双侧外耳湿疹伴外耳道分泌物结痂

病例 2-6 患者，女性，16 岁，双上眼睑及耳前红色斑块伴瘙痒 2 个月（图 2-3A）。

病例 2-7 患者，男性，50 余岁，耳后及颈部红色斑块伴瘙痒半年余（图 2-3B）。

病例 2-8 患者，男性，20 岁，耳后瘙痒 1 年（图 2-3C）。

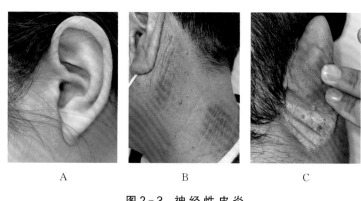

A   B   C

图 2-3 神经性皮炎

第二节 耳廓感染

病例 2-9 　患者,女性,因耳痛就诊。查体见外耳道口后上方、耳轮脚处红色隆起,顶端见白色脓点(图2-4),周围耳甲腔及对耳屏皮肤充血、肿胀。诊断为外耳道口疖肿,将白色脓头挑开后,见较多黄白色脓性分泌物溢出。充分引流后可较快痊愈。

病例 2-10 　患者,女性,26岁,左耳打耳洞后耳廓肿痛2天(图2-5)。

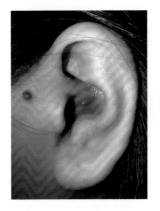 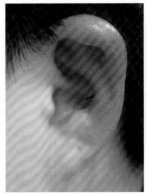

图2-4　外耳道口疖肿　　　　　　图2-5　耳廓感染

病例 2-11 　患者,男性,54岁,双耳廓感染,头面部皮肤也有散在的红疹(图2-6)。

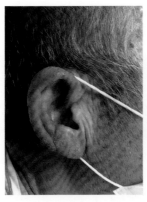 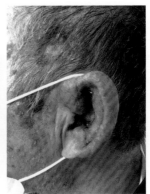

右耳　　　　　　　　　　左耳

图2-6　耳廓感染伴头面部红疹

病例 2-12　患者，女性，37 岁，左侧面部肿胀 2 天，伴低热。查体见左侧腮腺红肿、压痛，左耳廓红肿、增厚、皮温高，外耳道口下方见散在皮疹，外耳道狭窄，鼓膜未见异常(图 2-7)。

病例 2-13　患者，男性，102 岁，右耳廓肿痛 2 个月，前 1 个月主要进行抗感染治疗，后 1 个多月肿痛部位切开后进行创面冲洗、换药，但愈合十分缓慢，予以细菌培养和药敏试验。细菌培养结果示纹带棒状杆菌阳性(＋＋＋)，诊断为右耳廓化脓性软骨膜炎(图 2-8)。

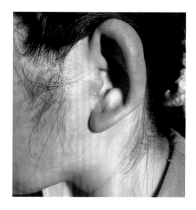

图 2-7　腮　腺　炎

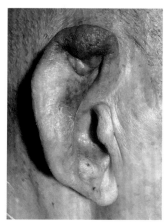
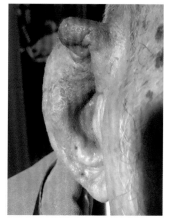

耳廓上部软骨有挛缩、变形

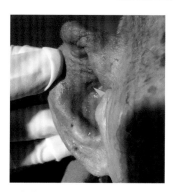
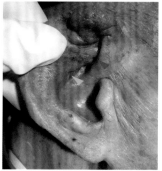

绿色箭头示切开排脓的切口，红色箭头示原有瘘口，可能是感染后自发破溃的口，也可能为先天性瘘口，但家属诉患者无感染史

图 2-8　右耳廓化脓性软骨膜炎

病例 2-14　患者，男性，63 岁，右侧面部痛 1 周，右耳起水疱 3 天，口、眼歪斜 1 天，无发热，有眩晕和咽痛。查体见耳廓肿厚，有水疱及破损、外耳道肿胀，见血疱；咽部右侧软腭见散在溃疡，伸舌右偏；右眼闭目不全，右侧鼻唇沟变浅。诊断为亨特综合征（图 2-9）。

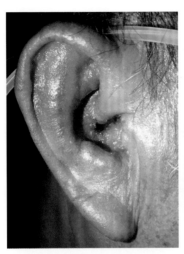
右耳廓增厚，见皮损

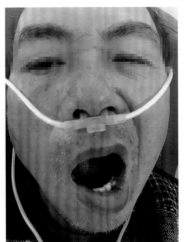
右侧面瘫

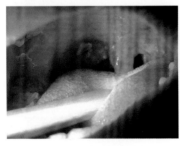
右侧软腭散在溃疡

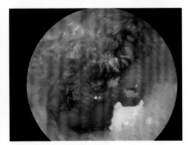
右耳外耳道充血、肿胀，见血疱

图 2-9　亨 特 综 合 征

病例 2-15　患者，男性，23 岁，左耳痛 3 天，发现疱疹 2 天，无眩晕、耳鸣、咽痛症状，2 个月前行双侧扁桃体切除手术，近期工作强度大，较疲劳。查体左耳甲腔及耳周皮肤见簇状密集疱疹；外耳道略充血，未见疱疹；鼓膜完整；咽部扁桃体创面见瘢痕，未见充血及疱疹。诊断为带状疱疹（图 2-10）。

病例 2-16　患者，男性，53 岁，右耳痛 3 天，查体发现面部丛集性疱疹，诊断为带状疱疹（图 2-11）。

耳鼻咽喉·头颈外科临床病例图集

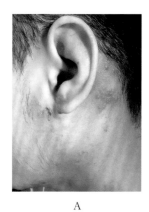
A

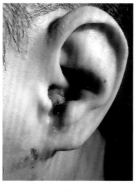
B

图 2-10　带 状 疱 疹

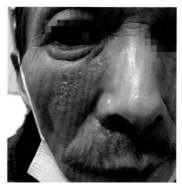
图 2-11　面部带状疱疹

注:A.左耳甲腔及耳周皮肤见簇状密集疱疹;B.外耳道略充血,未见疱疹。

第三节　耳廓假性囊肿

病例 2-17　患者,男性,39岁,左耳无痛性肿物1月余。查体见左耳廓上方局限性隆起,触之有囊性感,诊断为耳廓假性囊肿(图 2-12)。

病例 2-18　患者,男性,体检发现双耳肿胀,诊断为耳廓假性囊肿(图 2-13)。这位患者是比较严重的双侧耳廓假性囊肿,如此严重的病例临床很少见。耳廓假性囊肿可以通过穿刺抽液后打石膏治疗(图 2-14),石膏一般保留 14 天后予以拆除。

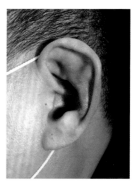
图 2-12　耳廓假性囊肿

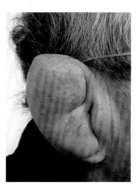
右耳前面观

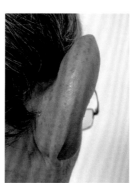
右耳后面观

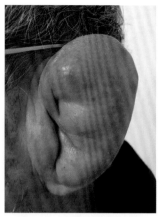 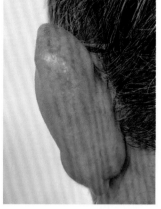

左耳前面观　　　　　　　　　　　　左耳后面观

图 2-13　双侧耳廓假性囊肿

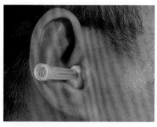 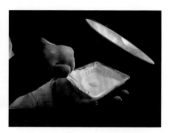

穿刺抽液后,医用胶布粘贴创面穿　　防止石膏流入耳道内,拌石膏
刺孔,用注射器针套保护外耳道
口,周围用棉球固定

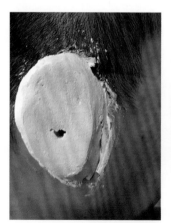 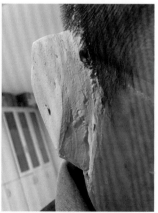

石膏初步固定后,取出针套,可观察到预留给外耳道的孔道

图 2-14　耳廓假性囊肿的治疗

第四节　复发性多软骨炎

病例 2-19　　患者,女性,46 岁,耳廓肿胀,眼睑充血。诊断为复发性多软骨炎(图 2-15),耳部症状须与外耳湿疹相鉴别。

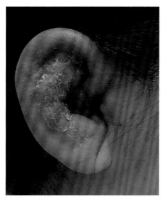
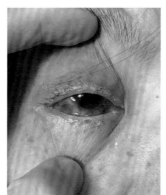

耳廓治疗前　　　　　　　　　　眼部治疗前

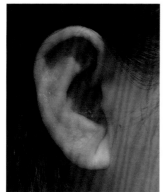
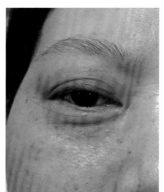

耳廓激素治疗后　　　　　　　　眼部激素治疗后

图 2-15　复发性多软骨炎

第五节　外耳良性肿瘤

外耳良性肿瘤类型较多,病理性质也是多种多样,一般以手术治疗为主。

病例 2-20　　患者,男性,76 岁,发现左耳垂后方肿物,切除后病理诊断为

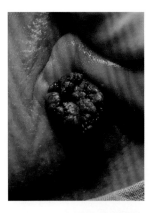

图 2-16　色素性基底细胞乳头状瘤

色素性基底细胞乳头状瘤(图 2-16)。

病例 2-21　患者,女性,72 岁,发现右耳廓肿物 1 年余。查体见右耳疣状黑色隆起型肿物,下方部分有溃疡,前方向头皮蔓延生长(图 2-17A),切除病理为色素性基底细胞乳头状瘤。对比左右耳的表现,左耳可能为右耳肿块早期表现(图 2-17B)。

病例 2-22　患者,男性,61 岁,发现左耳肿物 2 年余,近期自觉有变大。查体见左耳廓上方黑色肿物,表面光滑,大小约 8 mm×10 mm(图 2-18)。肿物切除后病理为色素性基底细胞乳头状瘤。

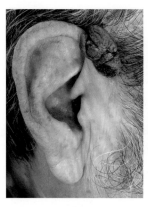
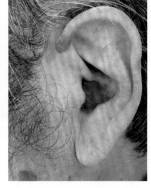

A　　　　　　　　　　B

图 2-17　双耳色素性基底细胞乳头状瘤

病例 2-23　患者,女性,19 岁,病理诊断为 Jadassohn 皮脂腺痣,又名皮脂腺痣、先天性皮脂腺增生,是一种由多种皮肤成分组成的器官样痣(图 2-19)。本病的病因不明,目前认为是一种发育异常,除表皮、真皮和附属器参与形成外,常以皮脂腺增生为主。家族性发病者极为罕见,往往在出生后不久或出生时即发生。最常见于头皮及面部,多为单发,少数可见多数斑块或结节。损害呈圆形及卵圆形,也可呈带状。在儿童时期,表现为一局限性表面无毛的斑块,稍微隆起,表面光滑,有蜡样光泽,呈淡黄色。青春期患者,因皮脂腺发育显著,损害多呈花瓣状或疣状结节。本病在发育过程中可分为 3 期:①儿童期,患者的皮脂腺尚未完全发育;②青春期,患者的皮脂腺增大,临床表现明显;③老年期,患者的皮脂腺呈肿瘤样增生,有 10%~40% 可并发上皮瘤,最常见为基底细胞瘤,其次为乳头状汗管囊腺瘤,尚有报道可发生皮脂腺腺瘤、透明细胞汗腺瘤、汗管瘤、顶泌汗腺囊腺瘤、鳞状细胞癌、角化棘皮瘤等。此外,有极少数病例出现智力下降、反应迟钝、癫痫、眼发育异常等神经方面的缺陷,或伴有骨骼畸形。

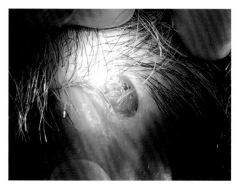

图 2‐18 色素性基底细胞乳头状瘤

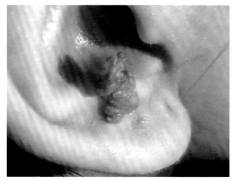

图 2‐19 Jadassohn 皮脂腺痣

病例 2‐24 患者,女性,68 岁。检查发现耳甲腔有数枚散在的白色无痛性小囊肿,诊断为粟粒疹(图 2‐20)。粟粒疹是从皮脂腺漏斗的最下面部位长出的多发性、位于表皮的白色小囊肿,仅在大小方面和表皮囊肿有所不同。

病例 2‐25 患者,女性,64 岁,左耳肿物已有 1 年,无疼痛,使用激素乳膏后肿物能变小,在耳廓后方的头皮上也有类似病变。初步诊断为原发性皮肤淀粉样变(图 2‐21)。

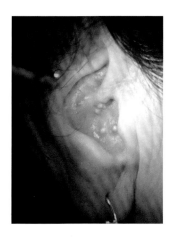

图 2‐20 耳甲腔粟粒疹

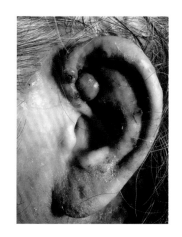

图 2‐21 外 耳 肿 物

第二章 耳 廓

病例 2-26 患者,男性,26 岁,发现左耳廓后方囊肿 1 年余,无疼痛,曾有穿刺抽液(图 2-22)。

病例 2-27 患者,女性,64 岁,耳廓无痛性肿物,术中肿块呈鲜红色,术后病理诊断为血管瘤(图 2-23)。

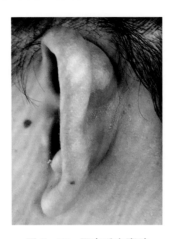

图 2-22 耳廓后方囊肿

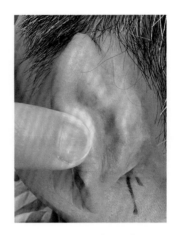

图 2-23 耳廓血管瘤

病例 2-28 患者,男性,48 岁,发现耳廓后肿物(图 2-24),予手术切除。术后病理诊断为管状乳头状汗腺瘤。

病例 2-29 患者,女性,70 岁,耳廓后方肿物(图 2-25),予手术切除。术后病理提示乳头状瘤,细胞丰富。

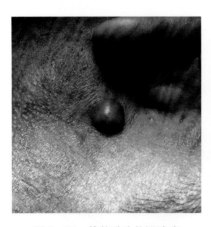

图 2-24 管状乳头状汗腺瘤

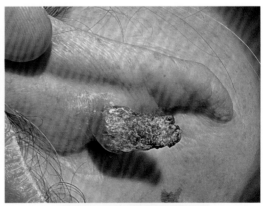

图 2-25 耳廓乳头状瘤

病例 2-30 患者，女性，51 岁，耳部、躯干及四肢丘疹（图 2-26）伴瘙痒 10 年余，临床诊断为皮肤淀粉样变。

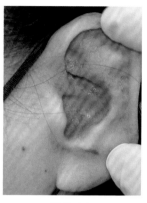
耳部丘疹

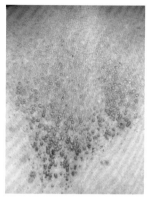
背部丘疹

图 2-26 皮肤淀粉样变

第六节 外耳先天性畸形

病例 2-31 患者，女性，27 岁，耳前小瘘口（图 2-27），既往有感染史，但未行脓肿切开引流，瘘口下方可见少许瘢痕组织，诊断为先天性耳前瘘管。此外，该患者的耳垂属于依附性耳垂。

病例 2-32 患者，男性，35 岁，先天性耳前瘘管伴感染（图 2-28）。

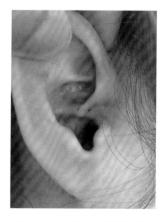

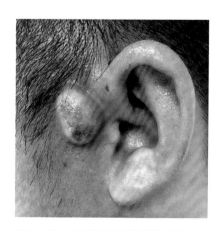

图 2-27 先天性耳前瘘管　　图 2-28 先天性耳前瘘管伴感染（一）

病例 2-33 患者,男性,24岁,因耳痛就诊,检查考虑先天性耳前瘘管伴感染(图2-29)。

病例 2-34 患者,女性,30岁,在等待手术的过程中,右耳前瘘管发生感染、破溃,有脓液流出,予以探查并引流(图2-30)。

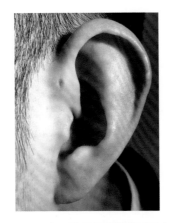
图2-29 先天性耳前瘘管伴感染(二)

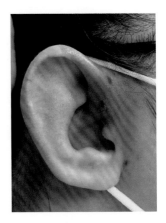
图2-30 先天性耳前瘘管伴感染(三)

病例 2-35 患者,女性,25岁,因耳痛就诊。检查后考虑先天性耳前瘘管伴感染(图2-31)。

病例 2-36 患者,男性,24岁,耳前瘘管反复感染,拟行手术切除(图2-32)。

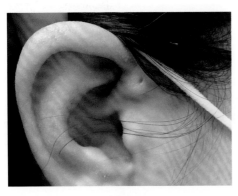
图2-31 先天性耳前瘘管伴感染(四)

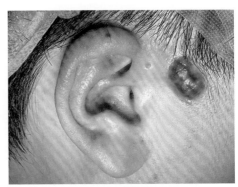
图2-32 先天性耳前瘘管伴感染(五)

病例 2-37　患者,男性,34 岁,诊断为副耳（图 2-33）。触诊副耳,内无软骨基质。

病例 2-38　患者,男性,21 岁,右耳先天性外耳道狭窄（图 2-34）。先前已行手术治疗,本次伴发中耳炎就诊。耳内镜检查见右耳鼓膜穿孔,可见鼓室内结构。

病例 2-39　患者,男性,25 岁,先天性小耳畸形（图 2-35）,已行一期手术治疗。

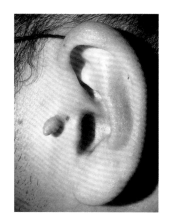

图 2-33　副　　耳

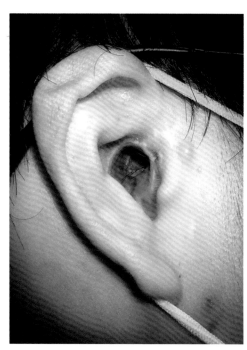

外耳道狭窄（术后）

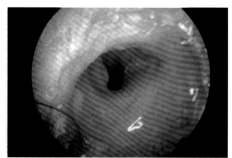

中耳炎

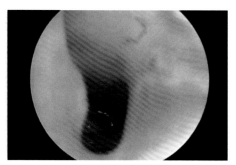

鼓室内结构

图 2-34　先天性外耳道狭窄

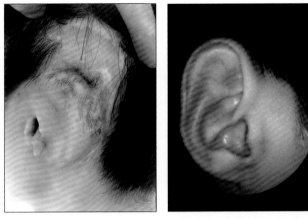

左耳   右耳

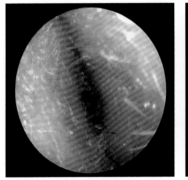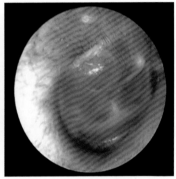

左耳耳镜检查   右耳耳镜检查

图 2-35 先天性小耳畸形

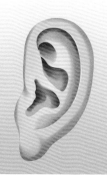

第三章　外耳道相关疾病

外耳道狭窄而细长,略呈"S"形,外 2/3 为软骨部,内 1/3 为骨性部,鼓膜位于外耳道末端。感染、异物或耵聍堵塞后容易产生耳痛、耳痒、耳闷,甚至造成听力下降。此类患者数量大,往往需要对其耳内的分泌物、异物或者耵聍进行清理,操作时宜轻柔。对病变的准确认识,有利于疾病的诊治。

第一节　外耳道解剖变异

病例 3-1　患者,女性,33 岁,右耳外耳道骨性部稍扩大,鼓索神经显露很清晰。少数患者的鼓索神经较为清晰,可在鼓膜后上象限窥及(图 3-1A)。

病例 3-2　患者,女性,35 岁,左耳鼓索神经显露清晰(图 3-1B)。

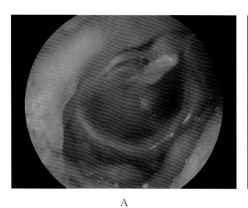
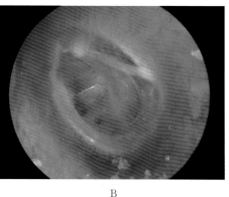

A　　　　　　　　　　　　　　　B

图 3-1　外耳道解剖变异

病例 3-3　患者,女性,31 岁,右耳体位变化时有声音,查体发现右耳有条块状耵聍,一端在锤骨短突,一端在鼓膜前下,可活动,予以取出。该患者的上鼓室外侧壁骨质缺损,可清楚地看到鼓索神经和砧骨头(图 3-2)。

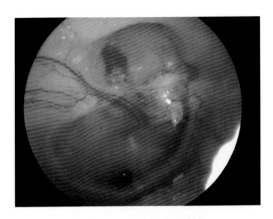

图3-2 上鼓室外侧壁缺损

第二节 外耳道扩大

病例3-4 患者,男性,91岁,无中耳手术病史,但鼓膜耳镜图像可见明显的一个白色环形鼓环影,考虑因为外耳道扩大所致(图3-3)。

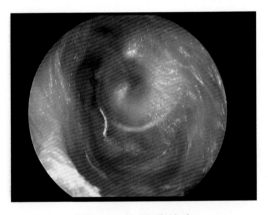

图3-3 外耳道扩大

第三节 外耳道耵聍

外耳道耵聍是门诊较常见的一种疾病,主诉可以有很多种,如听力下降、耳闷、耳内异物感、耳痛、吞口水时耳中有声音等。耵聍往往较容易取出,对于不易取出的患者,可通过局部点用碳酸氢钠滴耳液软化后再取出,往往均能顺利取出。

病例 3-5 患者,男性,33 岁,主诉耳闷。检查发现外耳道耵聍(图 3-4),予以清理。

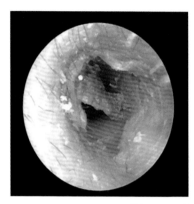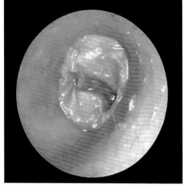

图 3-4 外耳道耵聍(一)

病例 3-6 患者,女性,29 岁,主诉左耳闷,耳痒不适。患者有常去采耳店采耳以及使用棉签挖耳的习惯,在鼓外耳道角处有较多耵聍(图 3-5)。

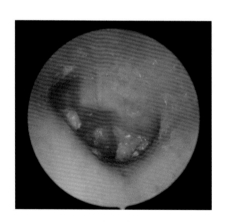

图 3-5 外耳道耵聍(二)

病例 3-7 患者,女性,30 岁。门诊时予以枪镊取耵聍,取出耵聍时有少许出血(图 3-6)。检查发现深部耵聍有血迹,外耳道有损伤出血。因此,对于此类耵聍需要谨慎清理。

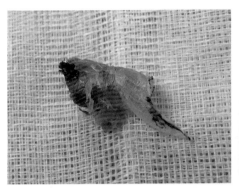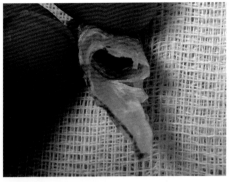

图3-6 外耳道耵聍伴血迹

病例 3-8　患者,女性,78岁,主诉右耳闷不适。检查发现一耵聍堵塞外耳道,取出一外耳道铸型耵聍(图3-7)。刚取出时,耵聍表面有少量潮湿角蛋白,干燥后可见外耳道铸型,凹陷锤骨柄在铸型耵聍上为一条形突起,鼓膜与外耳道的锐角亦清晰可见。

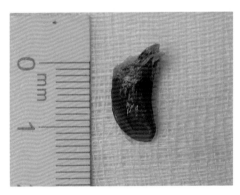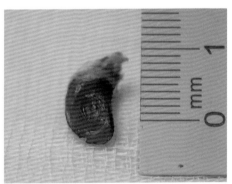

上面观　　　　　　　　　　　　　　　内侧面观

图3-7 外耳道耵聍铸型

第四节　外耳道胆脂瘤

原发于外耳道的胆脂瘤称为原发性外耳道胆脂瘤。角化上皮细胞脱落异常增多,自洁功能障碍,便堆积在外耳道形成团块。久之,其中心腐败、分解、变性,产生胆固醇结晶。外耳道胆脂瘤发病并不罕见,男女相当,多累及单侧。症状与胆脂瘤大小以及是否合并感染有关。无继发感染的小胆脂瘤可以没有症状,但是较大的胆脂瘤可出现耳闭塞感、耳鸣、听力下降;合并感染时可出现耳痛,可放射至头部,剧烈者夜不能寐,耳内流脓或脓血,具有臭味。

检查时外耳道深部见白色或黄色胆脂瘤堵塞,表面被无数层鳞片状物质包裹。外耳道皮肤红肿,可有肉芽。胆脂瘤清除后可见外耳道骨质遭破坏、吸收、骨段明显扩大,软骨段一般无明显改变。鼓膜完整,可充血、内陷。少数病例胆脂瘤经外耳道后壁侵犯乳突,不同程度地破坏乳突骨质,严重者并发中耳胆脂瘤;面神经乳突段鼓索神经亦可因骨质破坏而直接裸露于病灶下方,并发面瘫,病情严重者可并发颈侧脓肿和瘘管。

霍尔特(Holt)将本病分为3期:①外耳道无或轻度扩大,局限性小凹形成;②耳道明显扩大,局部囊袋形成;③侵及乳突和(或)上鼓室。

胆脂瘤的处理与耵聍不同,须鉴别,并采取恰当的处理方式。在门诊去除外耳道耵聍出现困难时,要考虑本病的可能,不应强行取出,颞骨CT检查以及全身麻醉手术对某些较为严重的患者是更好的选择。在门诊强行清理,可损伤外耳道壁皮肤,术后可能导致外耳道狭窄。

不合并感染的胆脂瘤较易取出。合并感染时,由于外耳道肿胀,触痛明显,胆脂瘤嵌顿于扩大的外耳道深部,较难取出。由于胆脂瘤不取出,感染亦不易控制,往往需要取出胆脂瘤才能控制感染。感染严重、取出十分困难者可在全身麻醉显微镜或者耳内镜下清除胆脂瘤和肉芽,术后需要随访,清除残余或再生的胆脂瘤。

病例3-9 患者,女性,26岁,双耳堵塞感,左耳听力下降。检查见外耳道内耵聍样物(图3-8A),初诊时清理外耳道内的胆脂瘤,见外耳道后壁缺损,鼓膜表面仍有白色胆脂瘤上皮,但因外耳道骨性部狭窄肿胀难以清理(图3-8B)。清理后给予氧氟沙星滴耳液和头孢丙烯口服,目的便于清理鼓膜处的病变,且预防感染。13天后复诊,鼓膜处病变变得容易清理,外耳道上皮恢复良好

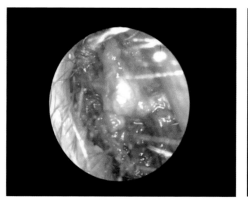
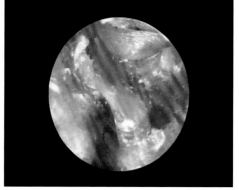

A   B

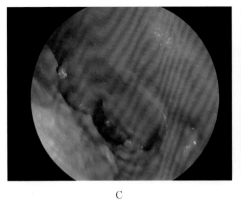
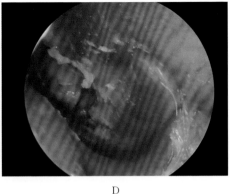

C   D

图 3-8　外耳道胆脂瘤清理前后

（图 3-8C）。鼓膜表面似见一裂隙（图 3-8D），其实是由于该处鼓膜无残余胆脂瘤附着，上下部分附着胆脂瘤的鼓膜因为潮湿而在清理后发白，并非异常现象。

病例 3-10　患者，女性，61 岁，诊断为外耳道下壁缺损。缺损内充满白色耵聍样物，清理后见近外耳道口处局部骨质缺损（图 3-9）。

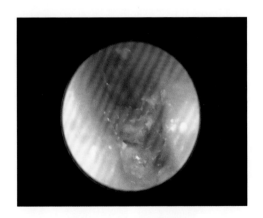

图 3-9　外耳道下壁缺损

病例 3-11　患者，女性，26 岁，采耳时发现左耳有质硬耵聍，来院就诊。门诊予碳酸氢钠滴耳液后觉疼痛剧烈，遂予抗生素滴耳液及口服抗生素，疼痛缓解。碳酸氢钠滴耳液滴用 2 天后耵聍依然质硬，遂拟"外耳道胆脂瘤"收入院，在全身麻醉耳内镜下行左耳胆脂瘤切除术（图 3-10）。

耳鼻咽喉·头颈外科临床病例图集

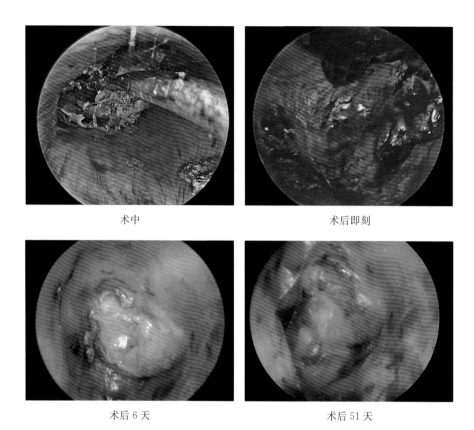

术中　　　　　　　　　　　术后即刻

术后 6 天　　　　　　　　　术后 51 天

图 3 - 10　外耳道胆脂瘤术中及术后

病例 3 - 12　患者,男性,63 岁,右中耳胆脂瘤清理后发现鼓膜表面肉芽样物(图 3 - 11A)。4 个月后复诊时发现鼓膜穿孔(图 3 - 11B～D),CT 检查已完善,诊断考虑中耳胆脂瘤。

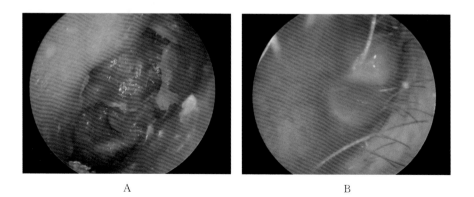

A　　　　　　　　　　　　　B

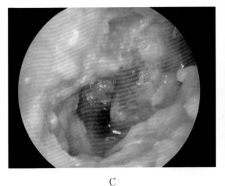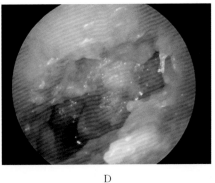

C   D

图 3 - 11 中耳胆脂瘤

病例 3 - 13 患者,女性,53 岁,既往有左侧外耳道胆脂瘤病史,之后左耳
有感染症状,外耳道扩大。就诊时见左耳耵聍样物,量多,予以清理。清理后见
外耳道下壁部分缺损,鼓环下方局部凹陷(图 3 - 12)。清理后第一天诉耳痛,
第 7 天复诊时耳痛缓解。

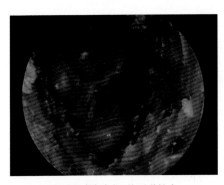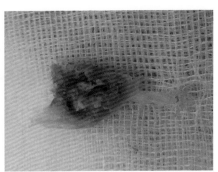

左耳有感染症状,外耳道扩大   耵聍样物

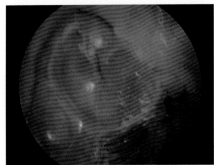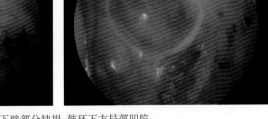

外耳道下壁部分缺损,鼓环下方局部凹陷

图 3 - 12 外耳道胆脂瘤及感染治疗后

病例 3-14　　患者,女性,24 岁,右耳闷胀不适 1 个月,伴听力下降、耳道渗血。CT 检查示右侧外耳道高密度影栓塞,诊断外耳道胆脂瘤,后行手术治疗。术后病理诊断胆脂瘤。术后随访,耳内镜检查提示右耳外耳道狭窄(图 3-13)。

病例 3-15　　患者,女性,53 岁,右耳痛 2 天,伴有少许分泌物,听力略下降。外耳道胆脂瘤取出后,外耳道肿胀、狭窄(图 3-14)。

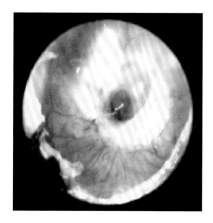
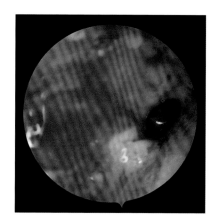

图 3-13　外耳道胆脂瘤手术后外耳道狭窄　　　　图 3-14　外耳道充血、肿胀、狭窄

第五节　外耳道异物

病例 3-16　　患者,男性,24 岁,双耳闷来院就诊。无明确耳道异物病史,检查见双侧外耳道异物(图 3-15),后回忆为同事嬉闹所为。

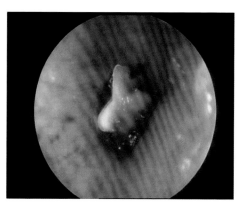
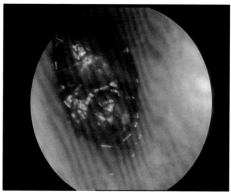

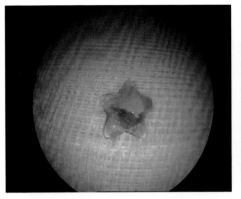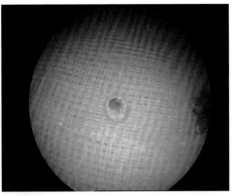

图 3-15　外耳道异物(一)

病例 3-17　患者,女性,77 岁,因左侧中耳炎就诊。发现其右耳有一棉球,患者已遗忘何时放入,但有用棉签挖耳史,遂取出棉球(图 3-16)。

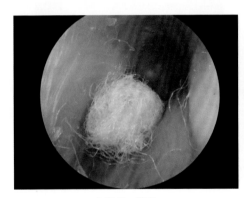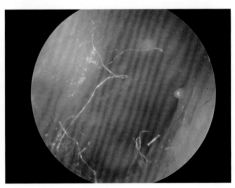

右耳有一棉球　　　　　　　　　　　　　　棉球取出后

图 3-16　外耳道异物(二)

病例 3-18　患者,男性,59 岁,左耳有流血症状。长期口服华法林,出血时在左耳塞入棉花,后遗忘。一段时间后因耳溢液就诊,发现已渗满脓性分泌物的棉球,遂予以取出(图 3-17)。

病例 3-19　患者,男性,46 岁,因右耳不适感就诊。家人发现耳道内有异物,但看不清为何物。就诊后检查发现右耳内一只蚊子,但已死亡(图 3-18A)。由于患者并未自行挖耳,蚊子亦未对鼓膜及耳道造成损伤,吸引器很容易便能将蚊子吸出。

病例 3-20　患者,男性,51 岁,电焊工,自诉有铁屑进入右耳。查体见外耳道内小球形的铁屑(图3-18B)。

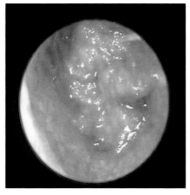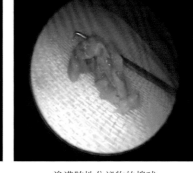

有脓性分泌物　　　　　　　　渗满脓性分泌物的棉球

图3-17　外耳道异物　（三）

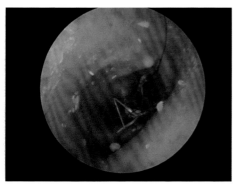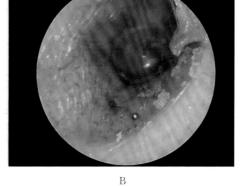

A　　　　　　　　　　　　　　　B

图3-18　外耳道异物(四)

病例3-21　患者,男性,30岁,主诉右耳爬进一只蟑螂,自行用油将其窒息后就诊。检查见右侧外耳道有蟑螂,遂取出(图3-19)。

病例3-22　患者,女性,63岁,自诉左耳进蟑螂。检查见左侧外耳道有蟑螂,遂取出(图3-20)。

病例3-23　患者,男性,31岁,因蚊子进入左耳,自行用棉签挖耳,导致外耳道损伤较重。虽然蚊子很小,但患者因异物入耳十分难受,自行挖耳后造成人为的二次损伤(图3-21)。

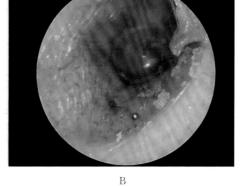

第三章　外耳道相关疾病

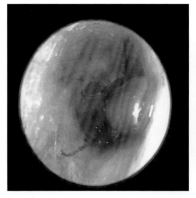

异物取出前　　　　　　　　　　　　异物取出后

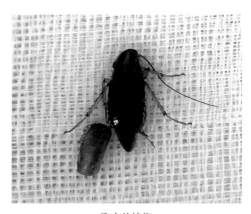

取出的蟑螂

图 3-19　外耳道异物（五）

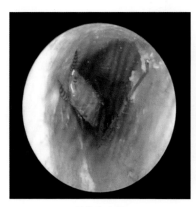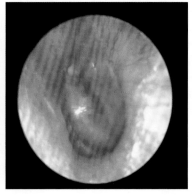

异物取出前　　　　　　　　　　　　异物取出后

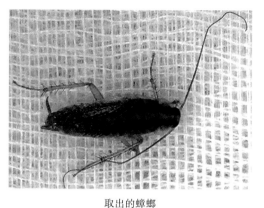

取出的蟑螂

图 3 - 20　外耳道异物(六)

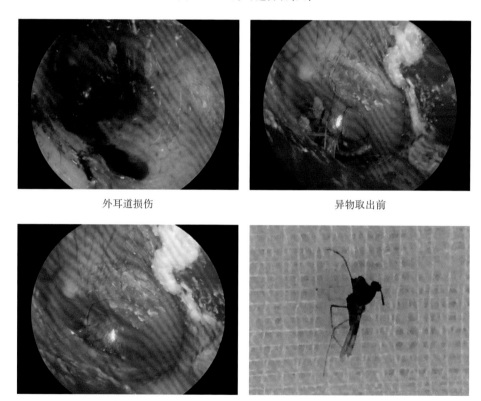

外耳道损伤　　　　　　　　　　异物取出前

异物取出后　　　　　　　　　　取出的蚊子

图 3 - 21　耳道异物(七)

病例 3 - 24　患者,女性,25 岁,右侧外耳道有异物(图 3 - 22)。患者因无意中将耳钉配件遗落在外耳道,本人并不知晓,久而久之发展成中耳炎。

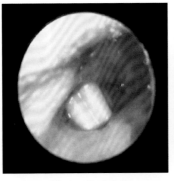
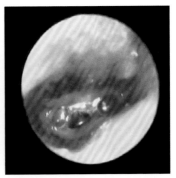

异物卡于外耳道内　　　　　　　异物取出后

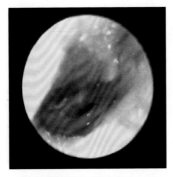
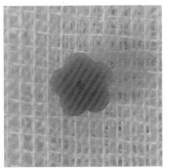

吸除脓液见鼓膜穿孔　　　　　　取出后的软质硅胶异物

图 3-22　外耳道异物(八)

病例 3-25　患者,女性,25 岁,打耳洞后耳钉拔除 1 年,扪及耳垂内质硬物,无疼痛。检查见耳垂后方皮下金属样异物,诊断为耳垂内异物(图 3-23)。

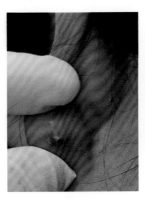
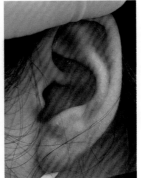

耳后　　　　　　　　　　　　　耳前

图 3-23　耳 垂 内 异 物

第六节　外　耳　道　炎

病例 3-26 患者,女性,22 岁,因右耳疼痛 2 天余就诊,发病前有游泳史。耳廓有牵拉痛,外耳道口少许干燥分泌物,外耳道皮肤充血明显,鼓膜完整,诊断为急性外耳道炎(图 3-24)。

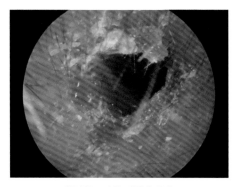 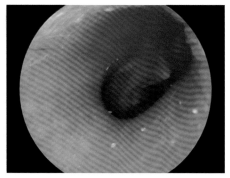

外耳道口少许干燥分泌物　　　　　　外耳道皮肤充血明显,鼓膜完整

图 3-24　急性外耳道炎(一)

病例 3-27 患者,女性,35 岁,诊断为急性外耳道炎(图 3-25)。左耳外耳道充血肿胀明显,患病有棉签挖耳史。用药后 1 周症状明显减轻,有耳痒,无耳痛。

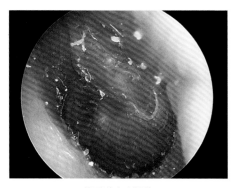 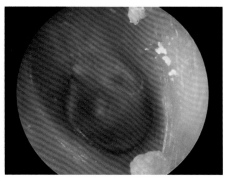

外耳道充血肿胀　　　　　　　　　用药后症状减轻

图 3-25　急性外耳道炎(二)

病例 3-28 患者,女性,25 岁,左耳痛 1 天就诊,1 周前有挖耳史。耳廓有牵拉痛,外耳道皮肤充血明显,鼓膜完整但亦有充血,诊断为急性外耳道炎(图

3-26），给予抗生素滴耳及口服。

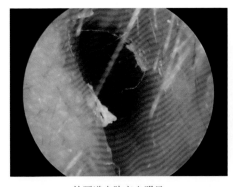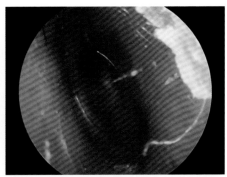

外耳道皮肤充血明显　　　　　　　　　　　鼓膜完整但有充血

图 3-26　急性外耳道炎（三）

病例 3-29　　患者,女性,24 岁,因右耳痛就诊,诊断为急性外耳道炎。耳廓有牵拉痛,外耳道皮肤充血明显,鼓膜窥不及,用药 7 天后复诊基本消肿(图 3-27)。

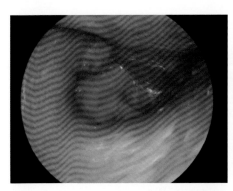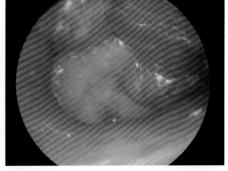

外耳道皮肤充血明显,鼓膜窥不及

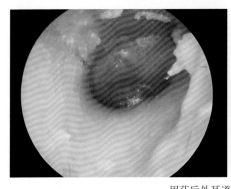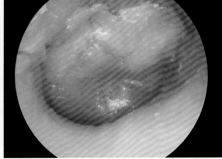

用药后外耳道皮肤基本消肿

图 3-27　急性外耳道炎（四）

病例 3-30　　患者,女性,42 岁,因挖耳后右耳剧痛 1 天伴耳溢液就诊。查体见右耳耵聍较多,取出耵聍后见外耳道后上壁高度肿胀、充血,鼓膜隐约可见一角,诊断为急性外耳道炎(图 3-28)。

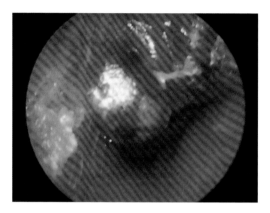

图 3-28　急性外耳道炎(五)

病例 3-31　　患者,女性,28 岁,因耳痛、耳闷、耳胀就诊。耳内镜检查见外耳道肿胀、充血明显,伴有较多分泌物,诊断为急性外耳道炎(图 3-29)。

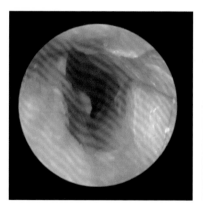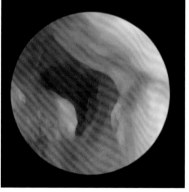

图 3-29　急性外耳道炎(六)

病例 3-32　　患者,男性,26 岁,因右耳肿痛,耳闷就诊。检查见外耳道肿胀明显,前上见肉芽样新生物,诊断为急性外耳道炎(图 3-30A)。

病例 3-33　　患者,女性,27 岁,外耳道胆脂瘤清理后见外耳道肿胀充血明显,诊断为急性外耳道炎(图 3-30B)。

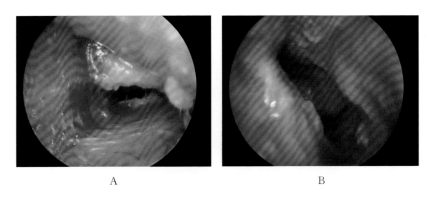

A   B

图 3-30　急性外耳道炎(七)

病例 3-34　患者,男性,25 岁,因湿疹伴真菌性外耳道炎使用派瑞松,引发了铜绿假单胞菌感染(图 3-31A～C)。使用氧氟沙星滴耳液和口服抗生素抗感染治疗后 1 周复查(图 3-31D);以及 2 个月后复查时右耳痊愈(图 3-31E),但左耳再次出现真菌感染复发(图 3-31F)。

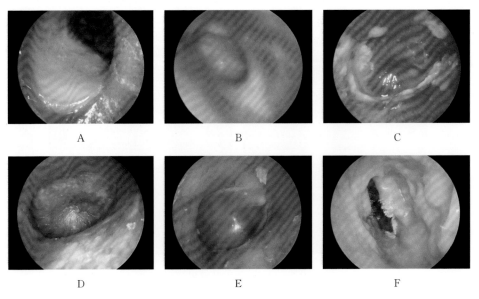

A   B   C

D   E   F

图 3-31　真菌性外耳道炎伴发细菌感染

病例 3-35　患者,男性,32 岁,因左耳痛、流水 2 天就诊。耳内镜检查左耳见脓性分泌物,外耳道后方见肉芽,外耳道肿,鼓膜小穿孔,诊断为急性中耳炎合并外耳道肉芽(图 3-32)。

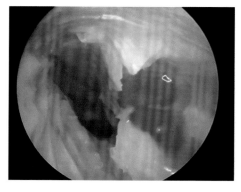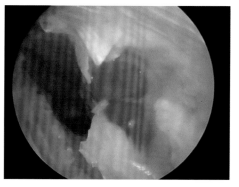

图 3 - 32　急性外耳道炎合并外耳道肉芽

第七节　真菌性外耳道炎

真菌性外耳道炎是一种常见病,气候湿热的地区高发。本病常表现为耳闷、耳痒,且可因真菌块的堵塞导致听力下降,有时伴有耳痛、溢液。治疗时需要将真菌块清理掉,并给予足量药物治疗。

病例 3 - 36　患者,男性,36 岁,因右耳闷就诊。检查见右耳充满真菌菌丝及孢子(图 3 - 33A),清理后见外耳道皮肤充血、有潮湿分泌物(图 3 - 33B),诊断为真菌性外耳道炎(图 3 - 33)。

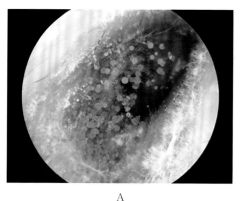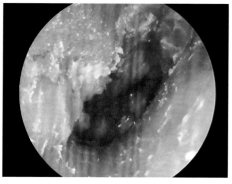

A　　　　　　　　　　　　　　　　B

图 3 - 33　真菌性外耳道炎(一)

病例 3 - 37　患者,男性,57 岁,右耳堵塞感数天。就诊时外观似棉球,但予枪镊触探,发现是真菌球,表面见白色菌丝,诊断为黑曲霉菌性真菌病

（图 3-34）。

病例 3-38　患者，女性，23 岁，右耳闷，清理后 2 个月再次出现堵塞感。耳内镜检查见右耳耵聍样物堵塞，清理后见外耳道充血，并可见真菌菌丝（图 3-35）。

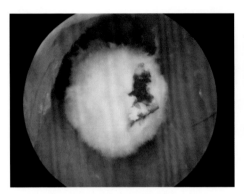
图 3-34　真菌性外耳道炎（二）

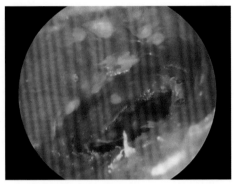
图 3-35　真菌性外耳道炎（三）

病例 3-39　患者，男性，21 岁，因左耳闷就诊。耳内镜检查见耵聍团块，表面见白色菌丝（图 3-36）。

病例 3-40　患者，女性，27 岁，诊断为左耳真菌性外耳道炎（图 3-37）。

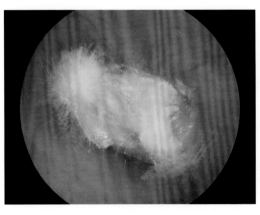
图 3-36　真菌性外耳道炎（四）

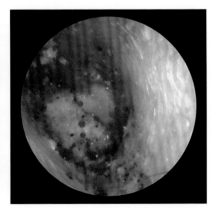
图 3-37　真菌性外耳道炎（五）

病例 3-41　患者，男性，27 岁，右耳分泌物多，常能挖出大块耵聍，耳闷、耳痒，无耳溢液，听力尚可，诊断为双耳真菌性外耳道炎（图 3-38）。

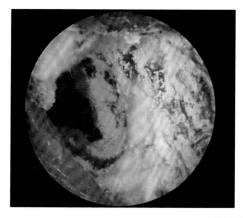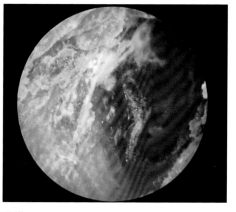

耵聍清理前

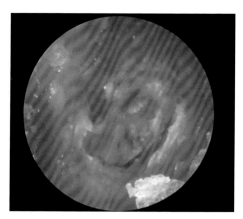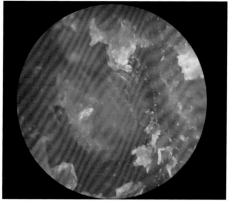

耵聍清理后

图 3-38 真菌性外耳道炎(六)

第八节 外耳道肿物

病例 3-42 患者,男性,28 岁,右耳耳鸣、听力下降。检查见右耳外耳道棘状突起,为外耳道肿物(图 3-39)。外耳道棘状突起多发生在外耳道前上壁。

病例 3-43 患者,女性,59 岁。检查发现右外耳道肿物(图 3-40),患者无不适感。

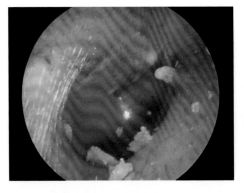

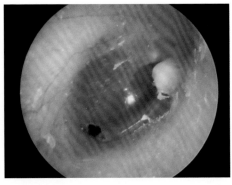

图 3-39　外耳道肿物(一)　　　　　　　图 3-40　外耳道肿物(二)

病例 3-44　患者,女性,42 岁,因耳痛就诊。检查发现右耳外耳道肿物(图 3-41)。

病例 3-45　患者,女性,64 岁,右侧外耳道肿物(图 3-42)。

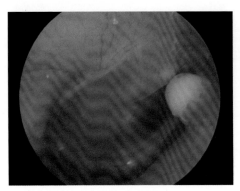

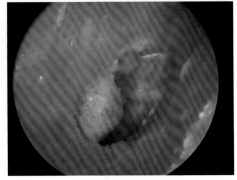

图 3-41　外耳道肿物(三)　　　　　　　图 3-42　外耳道肿物(四)

病例 3-46　患者,男性,70 岁,检查发现右耳分泌性中耳炎以及外耳道血管瘤(图 3-43)。

病例 3-47　患者,男性,34 岁,右耳湿疹。检查见左耳外耳道前上壁骨性突起(图 3-44)。

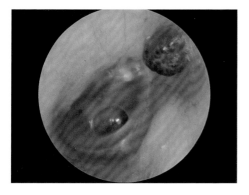

图 3‐43　外耳道肿物(五)

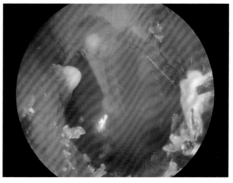

图 3‐44　外耳道肿物(六)

病例 3‐48　患者,女性,76岁,体检发现右耳外耳道底部肿物,考虑表皮包涵囊肿(图 3‐45)。表皮包涵囊肿通常是由于耳道深部上皮的表皮细胞植入真皮引起。表皮包涵囊肿为外耳道内孤立的白色小囊肿,呈珍珠白色,触诊柔软。

病例 3‐49　患者,女性,57岁,左耳有多年的中耳炎病史。耳内镜下见左侧外耳道局部狭窄,隆起型肿物,鼓膜穿孔(图 3‐46),左耳后上狭窄。

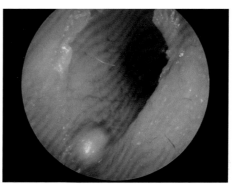

图 3‐45　外耳道肿物(七)

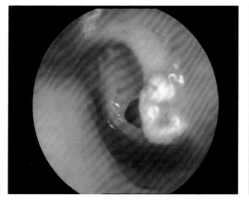

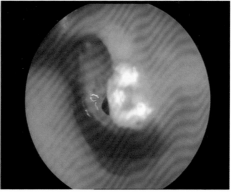

图 3‐46　外耳道肿物(八)

第三章　外耳道相关疾病

病例 3-50　患者,女性,36 岁,因耳闷就诊。检查发现右侧外耳道前下方光滑隆起型病变,耳道狭窄,鼓室积液(图 3-47A)。左耳无异常,CT 检查发现鼻窦炎合并右耳分泌性中耳炎,右侧颞骨骨纤维异常增殖症(图 3-47B)。治疗后 1 周和 3 周复查,可见耳积液逐渐吸收(图 3-47C、D)。但本病容易复发,3 个月后患者感冒后再次出现右耳积液。

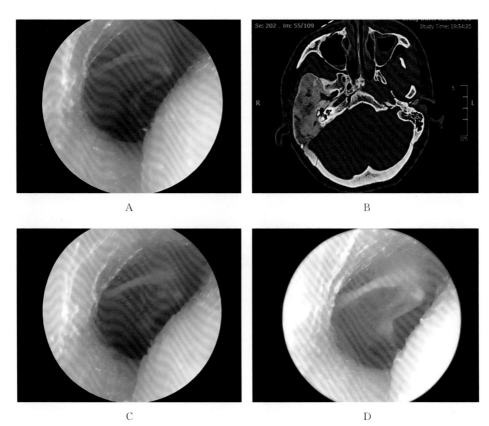

A

B

C

D

图 3-47　颞骨骨纤维异常增殖症

耳鼻咽喉·头颈外科临床病例图集

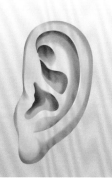

第四章　鼓　　膜

　　鼓膜是中耳的窗口,通过观察鼓膜的表现可以诊断绝大多数的中耳疾病。因此,正确认识鼓膜的正常结构是诊断疾病的基础。鼓膜炎是发生于鼓膜的急、慢性炎症,既可从外耳道和中耳的急性炎症蔓延而来,也可原发于鼓膜本身,并波及其邻近的外耳道深部皮肤。

第一节　正常鼓膜

　　病例 4-1　患者,女性,64 岁,诊断为突发性聋、耳鸣。耳内镜检查见双耳鼓膜正常,可见鼓膜呈半透明状,砧镫关节隐约可见,鼓膜光锥清晰(图4-1)。

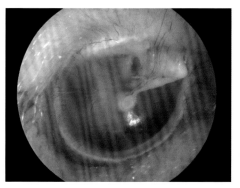

正常鼓膜

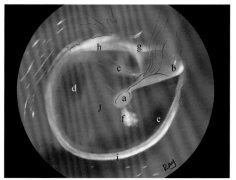

鼓膜示意图

a.鼓脐;b.锤骨短突;c.砧镫关节;d.圆窗;e.咽鼓管鼓室口;f.光锥;g.外耳道后上棘;h.鼓索;i.鼓环;j.鼓岬。

图 4-1　正常鼓膜(一)

　　病例 4-2　患者,男性,29 岁,诊断为良性阵发性位置性眩晕。耳内镜检查见双耳鼓膜正常,可见鼓膜呈半透明状,砧镫关节隐约可见,鼓膜光锥清晰

（图 4-2）。

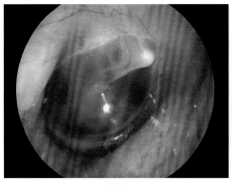 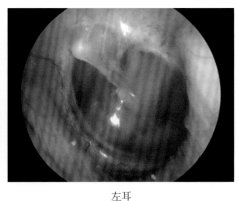

右耳 左耳

图 4-2 正常鼓膜（二）

病例 4-3 患者，女性，30岁，因耵聍栓塞就诊。清理掉外耳道耵聍后可见鼓膜血管扩张，两侧均在后上部见一根长而直的锤骨柄动脉（图 4-3）。大多数患者存在这根血管，尤其在刺激外耳道后会更明显。

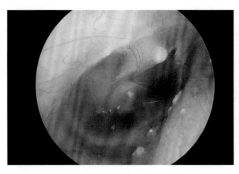 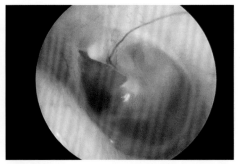

右耳 左耳

图 4-3 正常鼓膜（三）

病例 4-4 患者，女性，33岁，鼓膜正常（图 4-4）。

病例 4-5 患者，男性，33岁，双耳鼓膜正常（图 4-5）。

病例 4-6 患者，女性，78岁，耳部无不适，耳内镜下检查鼓膜标志清（图 4-6）。

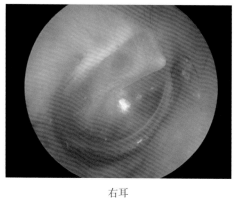
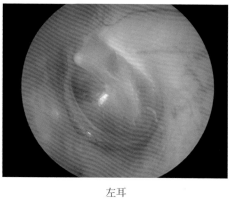

右耳   左耳

图 4‑4   正常鼓膜(四)

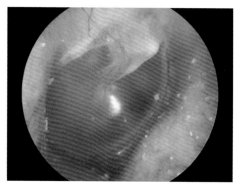
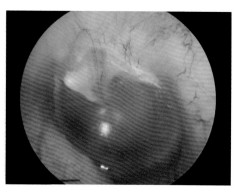

右耳   左耳

图 4‑5   正常鼓膜(五)

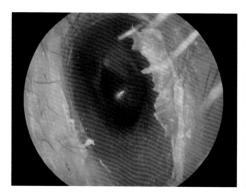
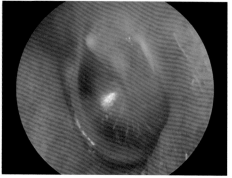

远观   近观

图 4‑6   正常鼓膜(六)

第四章　鼓　膜

第二节 鼓 膜 炎

鼓膜炎是一类常见的疾病。大疱性鼓膜炎的水疱可以在鼓膜外表面,也可以在鼓膜的中耳面,一般1周内可以痊愈。慢性肉芽性鼓膜炎除没有鼓膜穿孔外,其表现和化脓性中耳炎类似,须注意与化脓性中耳炎鉴别。

病例4-7 患者,男性,50岁。检查见鼓膜充血明显,有少许分泌物,诊断为急性鼓膜炎(图4-7)。

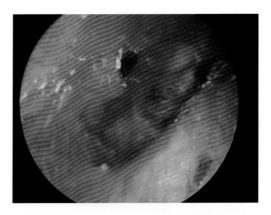

图4-7 急性鼓膜炎

病例4-8 患者,男性,28岁,采耳后出现右耳肿胀、堵塞感。清理后见外耳道充血,鼓膜表面见水疱(图4-8)。

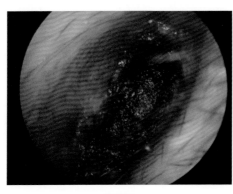
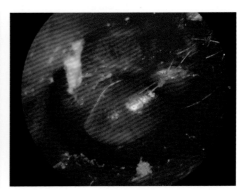

清理前 清理后

图4-8 大疱性鼓膜炎(一)

病例4-9 患者,女性,23岁,右耳不适2天,疼痛1天就诊。检查见鼓膜表面有2枚水疱,其中一枚较大,予以穿刺抽出液体,诊断为大疱性鼓膜炎(图4-9)。

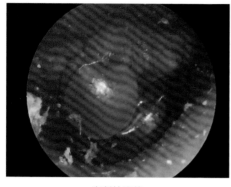

穿刺抽液前　　　　　　　　　　　　　　　　穿刺抽液后

图4-9 大疱性鼓膜炎(二)

病例4-10 患者,女性,33岁,耳内镜检查见鼓膜脐部附近水疱,诊断为大疱性鼓膜炎(图4-10)。

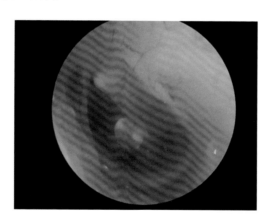

图4-10 大疱性鼓膜炎(三)

病例4-11 患者,女性,26岁,因右耳痛就诊,诊断为大疱性鼓膜炎(图4-11)。耳内镜检查见右耳鼓膜上有水疱,无出血、颜色较淡,阿昔洛韦滴眼液治疗5天后痊愈。

病例4-12 患者,女性,27岁,1周前就诊时鼓膜上有1个大疱,伴有疼痛。用药后好转,但鼓膜上仍有痕迹,11天后复查时已痊愈(图4-12)。

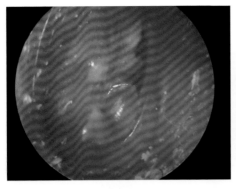 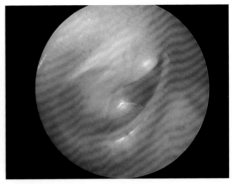

治疗前 治疗后

图 4‑11 大疱性鼓膜炎(四)

病例 4‑13 患者,男性,32 岁,右耳滴用过氧化氢滴耳液后无不适。检查示鼓膜脐部下方有 1 个位于鼓室内的水疱(图 4‑13)。

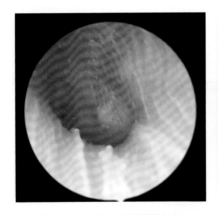 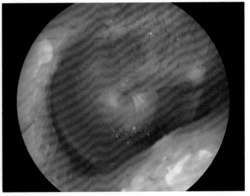

图 4‑12 大疱性鼓膜炎(五) **图 4‑13 大疱性鼓膜炎(六)**

病例 4‑14 患者,女性,23 岁,双耳痛。查体见双耳外耳道充血、肿胀,有少许分泌物,右耳鼓膜尚见水疱(图 4‑14)。

病例 4‑15 患者,女性,20 岁,左耳流水 3 天,耳痛 1 天,听力略下降。耳内镜检查见外耳道充血、肿胀,鼓膜前下象限见水疱,鼓室内见浑浊液体,并可见气泡(图 4‑15A～C)。予以抗生素口服,滴耳液、鼻腔减充血剂和黏液促排剂合用,用药 7 天后基本痊愈(图 4‑15D)。

耳鼻咽喉·头颈外科临床病例图集

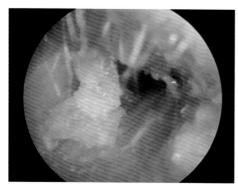
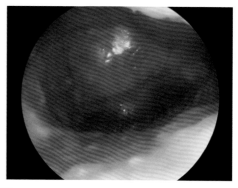

右耳

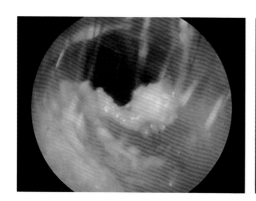
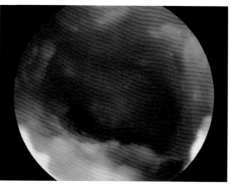

左耳

图 4 - 14　大疱性鼓膜炎 (七)

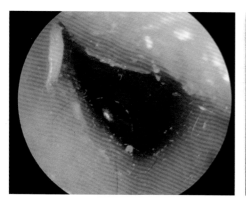
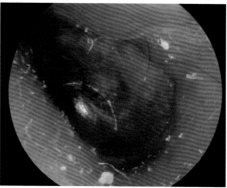

A　　　　　　　　　　　　　　B

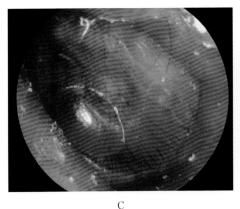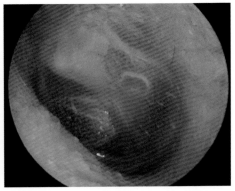

C   D

图4-15 大疱性鼓膜炎(八)

病例4-16 患者,男性,56岁,耳内镜检查见右侧外耳道深部有脓性分泌物。吸除脓液后见鼓膜上布满颗粒状肉芽,未见明显穿孔,诊断为右耳慢性肉芽性鼓膜炎(图4-16)。

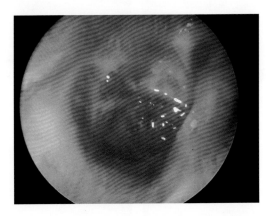

图4-16 慢性鼓膜炎

病例4-17 患者,男性,37岁,右耳少许分泌物,偶有疼痛。清理外耳道脓性分泌物后,见鼓膜充血、内陷,未见穿孔。嘱患者捏鼻鼓气后,可见鼓膜能鼓起,并在停止鼓气后迅速内陷,并见鼓室内少量液体将鼓膜黏贴在鼓岬上(图4-17A、B)。由于鼻内镜下可见鼻咽部淋巴组织增生(图4-17C、D),给予鼻咽炎的相关药物。

耳鼻咽喉·头颈外科临床病例图集

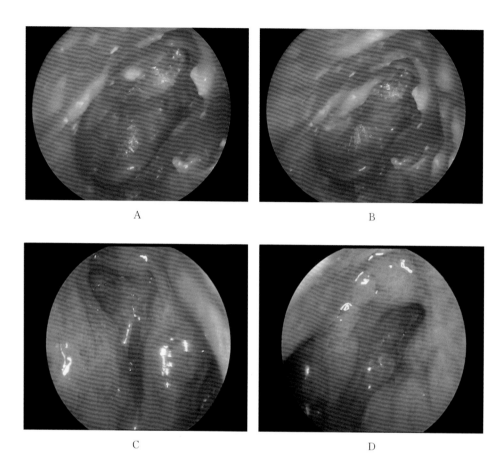

A

B

C

D

图 4 - 17　鼓　膜　炎

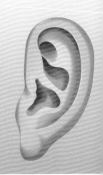

第五章　分泌性中耳炎

分泌性中耳炎是临床十分常见的疾病。一旦考虑分泌性中耳炎的诊断,除耳部检查外,应首先检查鼻咽部以排除鼻咽占位。如果没有占位,对于急性病变,首选药物治疗。如果药物治疗效果不佳,应考虑鼓膜穿刺抽液或咽鼓管吹张。对于慢性分泌性中耳炎且吹张 3 个月无效的患者,应选择鼓膜置管。鼓膜置管后如出现通气管堵塞,可通过滴用过氧化氢滴耳液后使其恢复通畅。

分泌性中耳炎的主要表现是鼓室内积液,导抗图可以是 C 型或 B 型;也有些早期或者不是很严重的病例,表现为鼓膜内陷,部分贴于鼓岬。

第一节　分泌性中耳炎

病例 5-1　患者,男性,36 岁,双耳闷 1 个月,渐加重,伴有听力下降,右耳朝下侧卧时耳中有气泡声,一段时间后听力会好转,左耳无此现象。耳内镜检查见双耳鼓膜呈琥珀色,未见气液平,诊断为分泌性中耳炎(图 5-1)。暂予药物治疗,1 周后观察疗效。

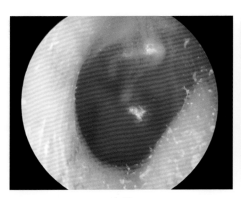
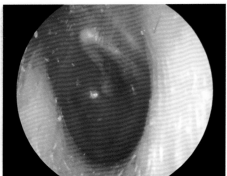

右耳　　　　　　　　　　　　　　左耳

图 5-1　分泌性中耳炎(一)

病例 5-2　患者，男性，58 岁，分泌性中耳炎就诊。检查见鼻咽部新生物，组织活检病理诊断为低分化癌(图 5-2)。

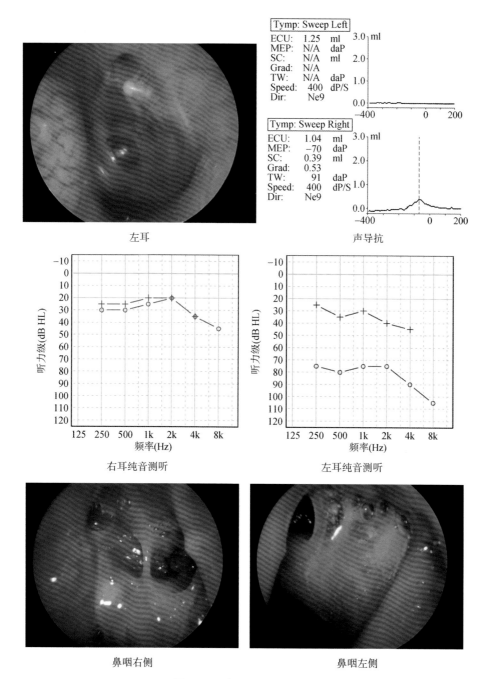

图 5-2　分泌性中耳炎(二)

病例5-3　患者,女性,35岁,诊断为左耳分泌性中耳炎(图5-3)。考虑患者积液不多,遂予药物治疗,1周后症状缓解。

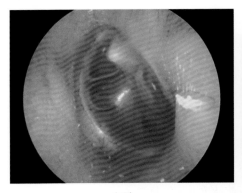
左耳

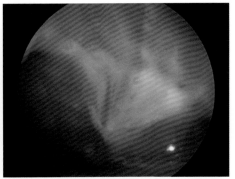
鼻咽部炎症

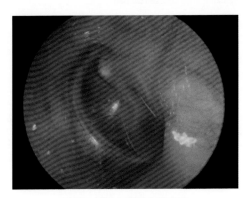
治疗1周后左耳耳内镜表现

图5-3　分泌性中耳炎(三)

病例5-4　患者,女性,33岁,左耳痛、耳鸣1天,当时见鼓膜充血明显,鼓室少许积液,诊断为急性中耳炎(图5-4)。经抗生素治疗后疼痛明显减轻,但2天后出现中耳积液,考虑分泌性中耳炎,故予呋麻滴鼻液和桉柠蒎软胶囊口服。1周后随访,症状已基本好转,仅偶有耳鸣。从左侧分泌性中耳炎的鼓膜像可见呈放射状的鼓膜角蛋白斑,为鼓膜表面小的、放射状厚的鳞状角蛋白斑,这些斑片由从鼓膜中心通过离心移位而来的陈旧性厚角蛋白组成,潮湿时(如游泳后)会更明显。

病例5-5　患者,女性,59岁,上呼吸道感染2天后左耳闷1天,无明显耳痛,耳内镜检查见左耳鼓膜混浊、充血,鼓膜稍内陷,诊断为左耳急性分泌性中耳炎(图5-5)。

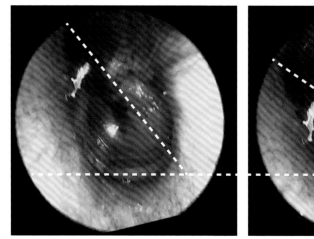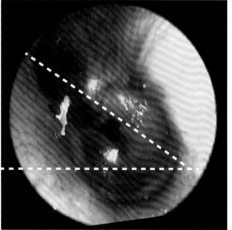

随体位改变时,鼓室内的液平面依然与地面平行

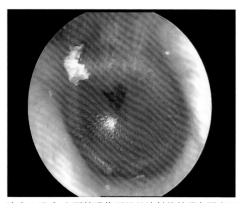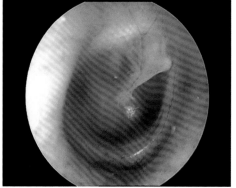

治疗 2 天后,左耳鼓膜像可见呈放射状鼓膜角蛋白斑　　　　　右耳未见异常

图 5-4　分泌性中耳炎(四)

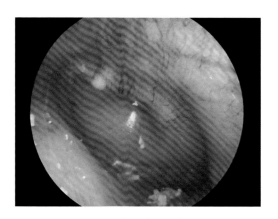

图 5-5　分泌性中耳炎(五)

病例 5-6 　患者,男性,43 岁,鼻塞、流涕、咽痛 1 周伴有右耳闷,有进水感来院就诊。耳内镜检查见右耳鼓室积液,鼓膜充血。

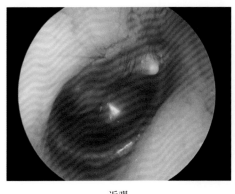 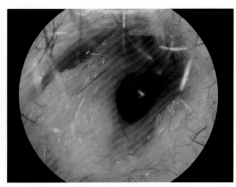

近观　　　　　　　　　　　　　　　　远观

图 5-6　分泌性中耳炎(六)

病例 5-7 　患者,女性,26 岁,感冒后觉双耳闷。耳内镜检查见双耳积液,液体浑浊,鼓膜充血(图 5-7)。

病例 5-8 　患者,女性,31 岁,感冒后双耳闷,但已有明显好转。耳内镜检查鼓室内可见少量液体,鼓膜内陷。鼻咽部黏膜充血、增厚(图 5-8)。鼓膜内陷时,锤骨短突会变得很突出,松弛部和紧张部的界限也更清晰。

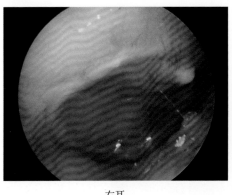 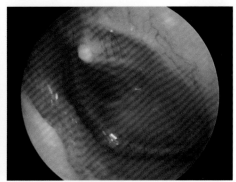

右耳　　　　　　　　　　　　　　　　左耳

图 5-7　分泌性中耳炎(七)

病例 5-9 　患者,男性,68 岁,双耳闷 12 天,听力下降,无耳痛及耳溢液,刚去过高海拔地区(海拔约 3 500 米)。耳内镜检查见双耳鼓膜内陷,鼓室积液,

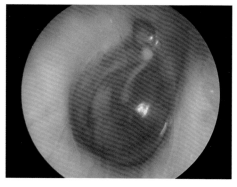
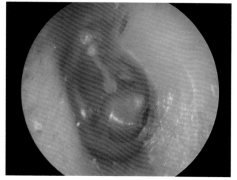

右耳　　　　　　　　　　　　　　　　　左耳

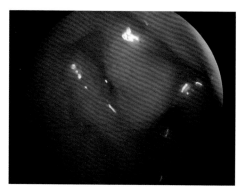

鼻咽部

图 5-8　分泌性中耳炎(八)

左耳见液平(图 5-9A、B),纯音测听双侧混合性聋,声导抗双耳 C 型(图 5-9C～F)。羟甲唑啉喷雾剂、桉柠蒎软胶囊和头孢丙烯治疗 8 天后复诊,见双耳积液消失,但鼓膜仍混浊(图 5-9G、H)。

病例 5-10　患者,女性,39 岁,耳内镜下左耳见积液,有液平(图 5-10A),右耳未见异常。左耳声导抗 C 型,右耳 A 型(图 5-10B),纯音测听左耳混合性聋(图 5-10C),右耳轻度感音神经性聋(图 5-10D)。

病例 5-11　患者,男性,28 岁,诊断为右耳分泌性中耳炎、鼓室积液(图 5-11A)。声导抗右耳 B 型,左耳 A 型(图 5-11B);纯音测听右耳传导性聋,左耳听力正常(图 5-11C)。

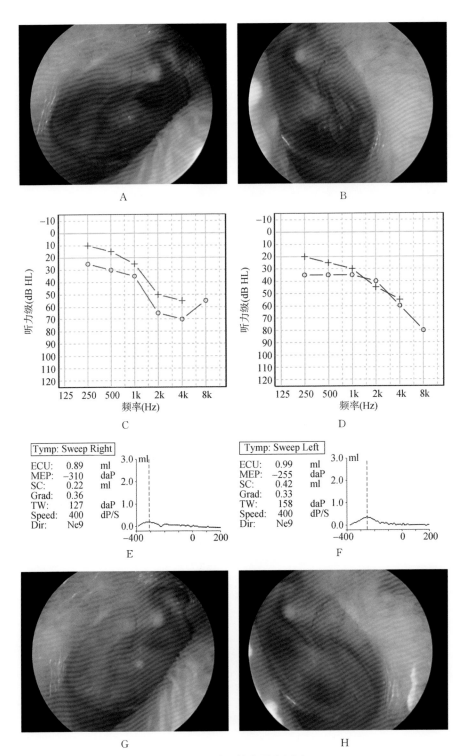

图 5-9 分泌性中耳炎(九)

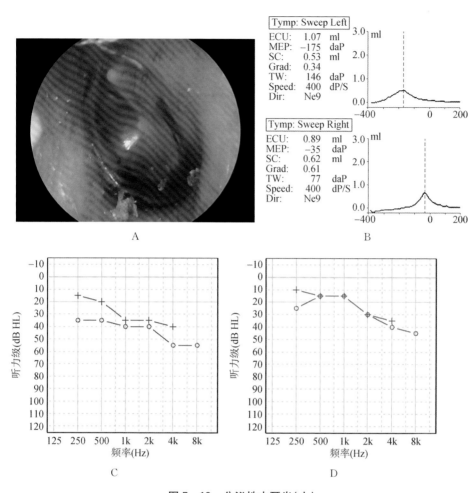

Tymp: Sweep Left

ECU:	1.07	ml
MEP:	−175	daP
SC:	0.53	ml
Grad:	0.34	
TW:	146	daP
Speed:	400	dP/S
Dir:	Ne9	

Tymp: Sweep Right

ECU:	0.89	ml
MEP:	−35	daP
SC:	0.62	ml
Grad:	0.61	
TW:	77	daP
Speed:	400	dP/S
Dir:	Ne9	

A   B

C   D

图 5 - 10　分泌性中耳炎(十)

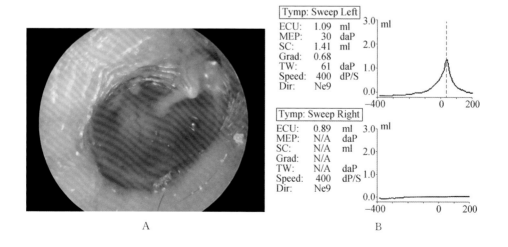

Tymp: Sweep Left

ECU:	1.09	ml
MEP:	30	daP
SC:	1.41	ml
Grad:	0.68	
TW:	61	daP
Speed:	400	dP/S
Dir:	Ne9	

Tymp: Sweep Right

ECU:	0.89	ml
MEP:	N/A	daP
SC:	N/A	ml
Grad:	N/A	
TW:	N/A	daP
Speed:	400	dP/S
Dir:	Ne9	

A   B

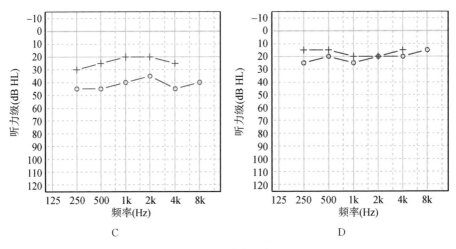

C   D

图 5 - 11 分泌性中耳炎(十一)

第二节 儿童分泌性中耳炎

病例 5 - 12 患儿,女性,3 岁,学校体检时声导抗未通过。检查见双耳耵聍堵塞,清理后见双耳鼓室积液(图 5 - 12)。

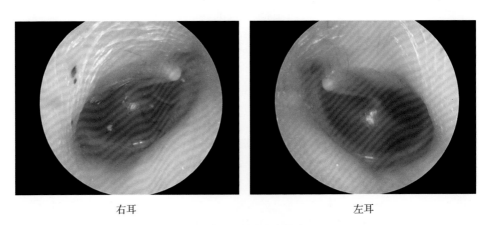

右耳   左耳

图 5 - 12 儿童分泌性中耳炎(一)

病例 5 - 13 患儿,女性,5 岁,腺样体肥大,双耳分泌性中耳炎(图 5 - 13),行腺样体肥大切除术后 1 天。

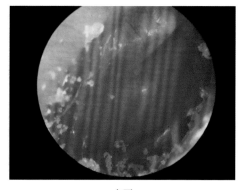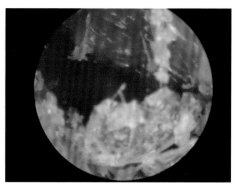

右耳 左耳

图 5 - 13 儿童分泌性中耳炎(二)

病例 5 - 14 患儿,男性,13 岁,鼻咽 B 细胞淋巴瘤,右耳充血,未见积液;左耳分泌性中耳炎,见积液(图 5 - 14)。

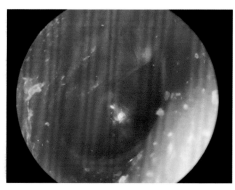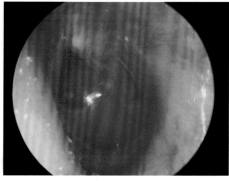

右耳 左耳

图 5 - 14 儿童分泌性中耳炎(三)

病例 5 - 15 患儿,男性,15 岁,右耳闷,稍痛,无明显听力下降,近期有上呼吸道感染史。耳内镜检查见右耳鼓室腔见较多气泡,并可见琥珀色液体(图 5 - 15A)。声导抗右耳为 B 型,左耳为 A 型(图 5 - 15B),纯音测听提示仅有轻度感音神经性听力下降(图 5 - 15C、D),诊断为右耳分泌性中耳炎,予药物治疗。

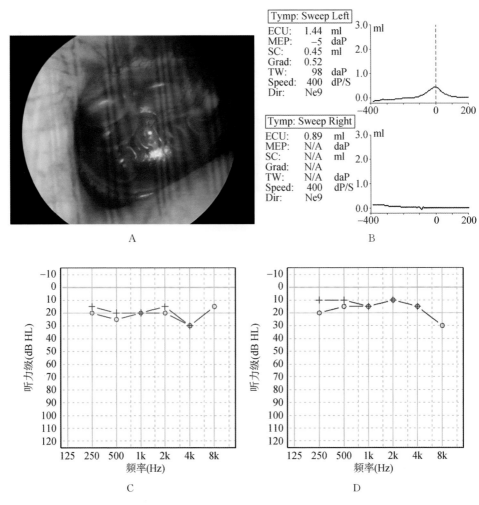

图 5‑15　儿童分泌性中耳炎(四)

第三节　分泌性中耳炎穿刺治疗

对于分泌性中耳炎,在药物治疗效果不佳,或者患者有要求时,可行鼓膜穿刺抽液(图 5‑16),大多数患者效果立竿见影。但应告知患者,穿刺抽液有复发可能,有可能需要多次穿刺抽液。部分患者在穿刺抽液反复复发的情况下,进行咽鼓管吹张多能获得良好的效果。

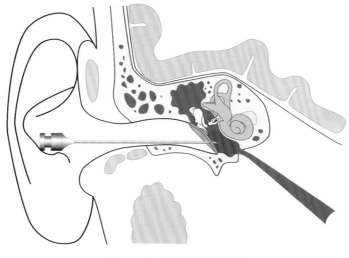

图 5-16 鼓膜穿刺示意图

鼓膜穿刺所用的连接便携光源的硬性耳内镜(图 5-17),亦可用于门诊行鼓室内注射。

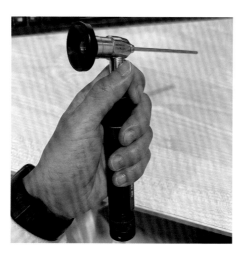

图 5-17 连接便携光源的硬性耳内镜

注:便携光源由韩鹏飞医师设计、提供,并授权同意使用。

病例 5-16 患者,男性,46 岁,鼻咽癌综合治疗后 3 个月,出现左耳闷,耳内镜检查见左耳充满琥珀色液体(图 5-18)。

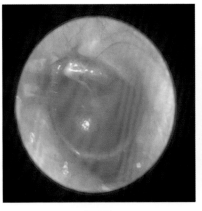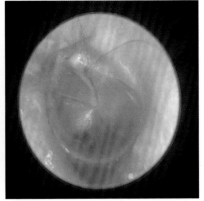

穿刺前　　　　　　　　　　　　　　　穿刺后

图 5－18　分泌性中耳炎穿刺治疗（一）

病例 5－17　患者，女性，42 岁，鼻咽癌放疗后 5 月余，耳闷、听力下降 20 余天，伴有耳鸣。耳内镜检查见双耳鼓室内积液，呈琥珀色（图 5－19A、B）。纯音测听双耳混合型耳聋，声导抗左耳 C 型，右耳 B 型。予以穿刺抽液（图 5－19C、D），穿刺后患者自述耳闷减轻、听力改善。右耳在第一次穿刺后 1 分钟左右，便再次近乎积满液体（图 5－19C），遂立即再次抽出积液（图 5－19E）。使用针头尖端被剪平，用稍折弯后的 2 mL 注射器穿刺抽液，结合耳内镜或额镜即可方便地进行鼓膜穿刺抽液，结果左耳和左耳分别抽出 0.3 mL 和 0.7 mL 黄色液体（图 5－19F）。

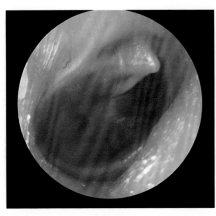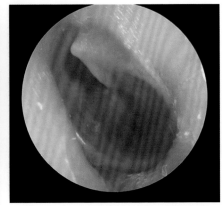

A（右耳）　　　　　　　　　　　　　　B（左耳）

耳鼻咽喉·头颈外科临床病例图集

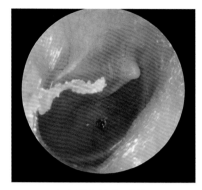
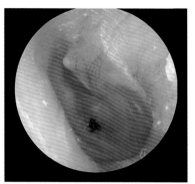

C（右耳穿刺后 1 分钟）　　　　　　　　　　D（左耳穿刺后）

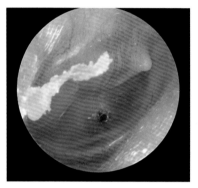
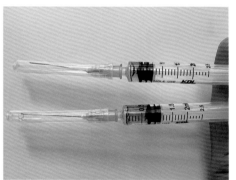

E（右耳再次穿刺后）　　　　　　　　　　F（穿刺液）

图 5-19　分泌性中耳炎穿刺治疗（二）

病例 5-18　患者，女性，50 岁，右耳闷，诊断为分泌性中耳炎。予穿刺抽液后好转，复诊时已愈。右耳穿刺抽液后 21 天，耳内镜检查可见鼓膜表面原穿刺处有一白色瘢痕区域（图 5-20）。

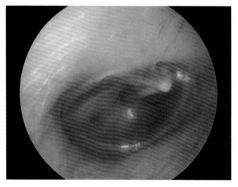
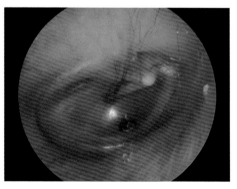

穿刺前　　　　　　　　　　　　　　　　穿刺抽液后即刻

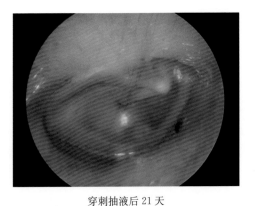

穿刺抽液后 21 天

图 5‑20　分泌性中耳炎穿刺治疗（三）

病例 5‑19　患者，男性，23 岁，因分泌性中耳炎就诊。耳内镜检查可见右耳鼓室积液，穿刺抽出 0.1 mL 深黄色液体；左耳鼓室少量积液，未穿刺（图 5‑21）。

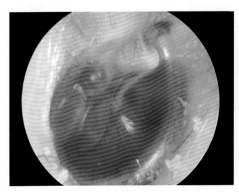

右耳穿刺前

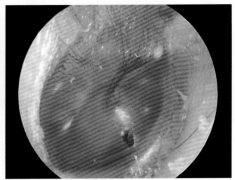

右耳穿刺抽液后即刻

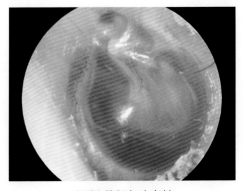

左耳少量积液，未穿刺

图 5‑21　分泌性中耳炎穿刺治疗（四）

病例 5-20 患者,男性,55 岁。右耳闷 20 余天。耳内镜检查见右耳积液,鼓膜内陷,诊断为分泌性中耳炎,予穿刺抽液(图 5-22)。

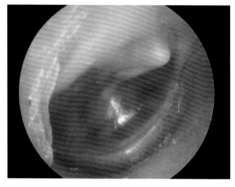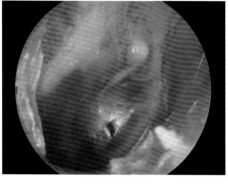

穿刺前 　　　　　　　　　　　　　　　穿刺抽液后即刻

图 5-22　分泌性中耳炎穿刺治疗(五)

病例 5-21 患者,男性,23 岁,左耳闷。耳内镜检查见左耳鼓膜内陷、积液(图 5-23A),予穿刺抽液,抽出黄色浑浊液体。抽完液体即刻可见到鼓室内液体在较短的时间内再次充盈,予再次抽完,抽 3 次后未再见到明显的液体。观察到鼓膜内陷好转,锤骨位置有所恢复(图 5-23B)。

病例 5-22 患者,男性,51 岁,上呼吸道感染后出现左耳闷 3 天。予以穿刺抽液,鼻咽部黏膜肿胀,见较多黏涕(图 5-24)。

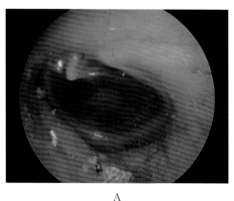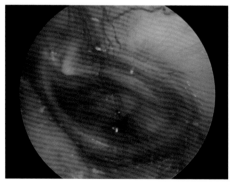

A 　　　　　　　　　　　　　　　　　　　B

图 5-23　分泌性中耳炎穿刺治疗(六)

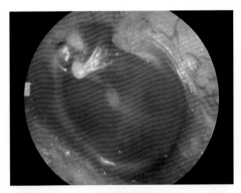
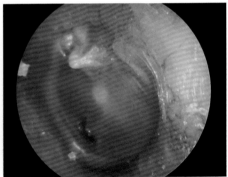

左耳穿刺前　　　　　　　　　　　　　左耳穿刺抽液后即刻

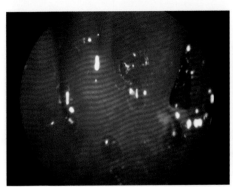
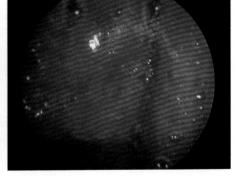

鼻咽部黏膜肿胀,有较多黏涕

图 5-24　分泌性中耳炎穿刺治疗(七)

病例 5-23　　患者,男性,61 岁,分泌性中耳炎,药物治疗效果不佳,予以穿刺抽液治疗。穿刺抽液几分钟后,中耳内又有液体积聚在鼓室内,但随访显示这些积液并不妨碍恢复。56 天后分泌性中耳炎复发,再次予以穿刺抽液。在第二次穿刺抽液后 35 天随访时鼓室再次见到少量积液(图 5-25)。颞骨 CT 检查提示乳突炎,鼻咽部检查未见异常。

病例 5-24　　患者,女性,66 岁,因左耳闷、听力下降就诊,诊断为分泌性中耳炎。药物治疗 1 周无效,遂予穿刺抽液治疗。抽液后 5 分钟后鼓室内又有液体积聚,未处理。1 周后鼓室内未见积液,但复诊时患者主诉抽液后并不是立刻感觉舒适,而是至当天下午才渐渐感觉轻松一些,耳闷也逐渐减轻,且在 5 天时耳内有液体流出,无疼痛(图 5-26)。

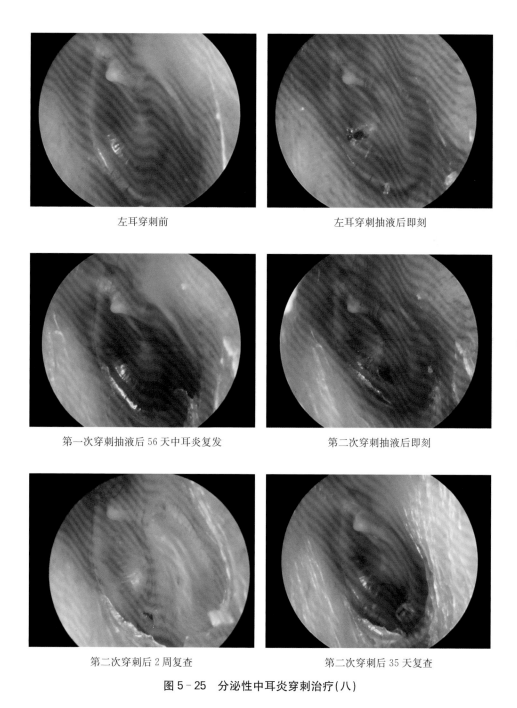

左耳穿刺前 左耳穿刺抽液后即刻

第一次穿刺抽液后 56 天中耳炎复发 第二次穿刺抽液后即刻

第二次穿刺后 2 周复查 第二次穿刺后 35 天复查

图 5 - 25 分泌性中耳炎穿刺治疗(八)

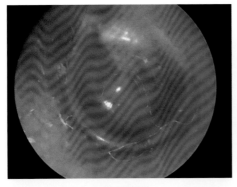
左耳初次就诊

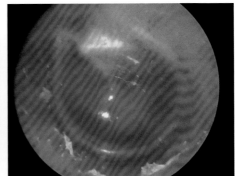
用药1周后

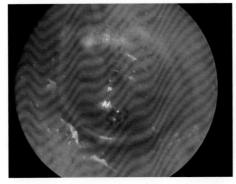
穿刺抽液后5分钟

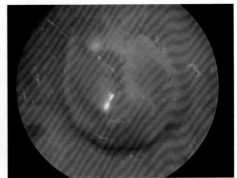
穿刺抽液后1周

图5-26 分泌性中耳炎穿刺治疗(九)

病例5-25 患者,男性,67岁,因右耳闷、听力下降就诊。查体见右耳鼓膜呈琥珀色,鼓室积液,诊断为分泌性中耳炎(图5-27A)。声导抗右耳为B型,左耳为A型,纯音测听右耳为混合性聋(图5-27B)。患者用抗生素、喷鼻药及黏液促排剂第2周来复诊时,无改善,遂予穿刺抽液。穿刺抽液后5分钟,中耳内又积起了较多的液体(图5-27C)。随即进行第二次抽液,3天后患者自觉症状好转,遂来复诊。耳内镜检查见鼓膜穿刺口已有部分愈合,鼓室内未见积液(图5-27D)。穿刺后7天复诊,见穿孔已基本愈合,鼓室内亦无积液(图5-27E)。患者主诉耳闷缓解,高频听力略下降。第14天复诊时,鼓膜穿孔基本愈合,鼓膜表面结痂从中心向外周移动(图5-27F)。给予随访听力,右耳听力较前明显恢复,已无气骨导差(图5-27G);左耳听力正常(图5-27H)。由于曾行鼓膜穿刺,因此未对其进行声导抗测试。

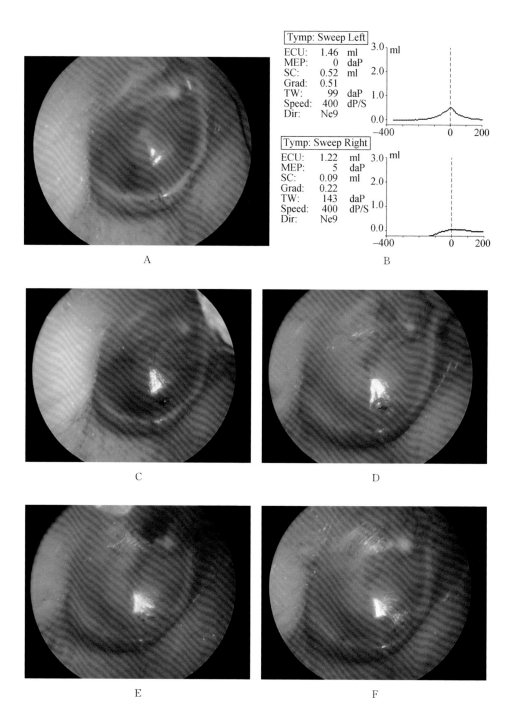

Tymp: Sweep Left		
ECU:	1.46	ml
MEP:	0	daP
SC:	0.52	ml
Grad:	0.51	
TW:	99	daP
Speed:	400	dP/S
Dir:	Ne9	

Tymp: Sweep Right		
ECU:	1.22	ml
MEP:	5	daP
SC:	0.09	ml
Grad:	0.22	
TW:	143	daP
Speed:	400	dP/S
Dir:	Ne9	

A

B

C

D

E

F

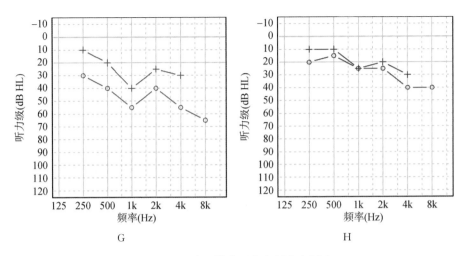

G   H

图5-27　分泌性中耳炎穿刺治疗(十)

值得一提的是,该患者在2年后因流感再次复发分泌性中耳炎,也进行了穿刺抽液,但是经过2次穿刺抽液后依然很快复发,后予咽鼓管吹张器吹张后痊愈。

病例5-26 患者,女性,67岁,因右耳耳鸣、听力下降就诊。既往有反复右耳化脓性中耳炎病史。耳内镜检查见左耳鼓膜内陷,鼓室积液,诊断为分泌性中耳炎,予以穿刺抽液。左耳鼓膜内陷以及鼓室积液在穿刺抽液前后的表现如图5-28所示。

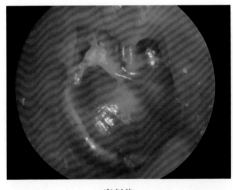 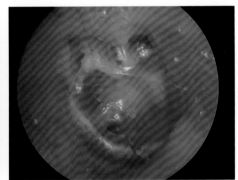

穿刺前   穿刺抽液后

图5-28　分泌性中耳炎穿刺治疗(十一)

病例5-27 患者,男性,74岁,诊断为右耳分泌性中耳炎,鼓室积液、鼻咽炎(图5-29A)。先采用药物治疗2周,效果不佳,遂行鼓膜穿刺抽液(图5-29B)。鼓膜穿刺抽液治疗后,辅以药物治疗,恢复较快。对比抽液后第8天(图5-29C)和第21天(图5-29D)的鼓膜图像,可以观察到鼓膜表面上皮的移动,即从中心向周边移动。

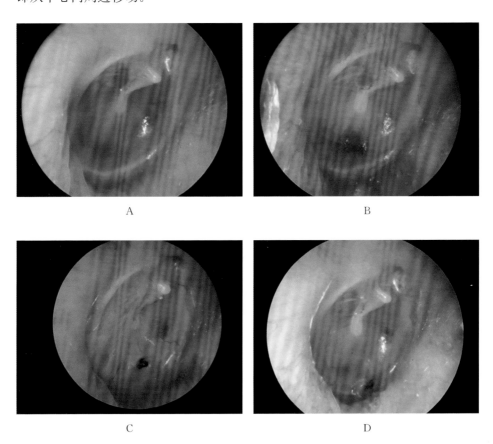

A B

C D

图5-29　分泌性中耳炎穿刺治疗(十二)

病例5-28　患者,男性,56岁,鼻咽癌综合治疗后1个月,主诉左耳闷。耳内镜检查见左耳鼓膜呈琥珀色,鼓室积液,诊断左耳分泌性中耳炎,予穿刺抽液(图5-30)。

病例5-29　患者,男性,58岁,在当地医院诊断为双侧分泌性中耳炎。右耳已穿刺抽液2次,期间间隔1周,最近1次为1周前(图5-31A),但就诊时依然充满积液,予以穿刺抽液(图5-31B);左耳2周前穿刺抽液1次(图5-31C)。

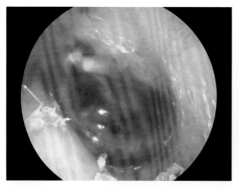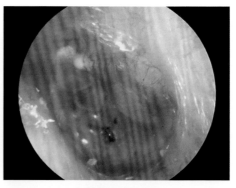

穿刺前　　　　　　　　　　　　　　　　穿刺抽液后 5 分钟

图 5 - 30　分泌性中耳炎穿刺治疗(十三)

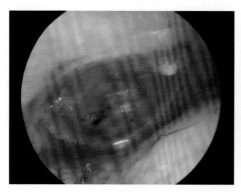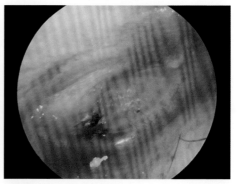

A　　　　　　　　　　　　　　　　　　B

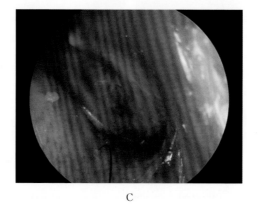

C

图 5 - 31　分泌性中耳炎穿刺治疗(十四)

病例 5-30　患者，女性，67 岁，听力下降，耳闷多年。检查见右耳鼓室积液，予鼓膜穿刺抽液（图 5-32）。

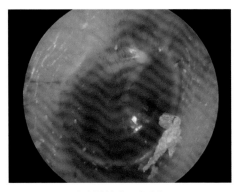
穿刺前鼓膜呈琥珀色

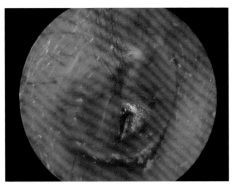
穿刺抽液后即刻

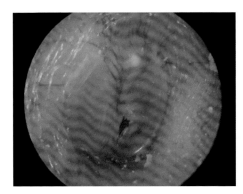
穿刺抽液后第 7 天

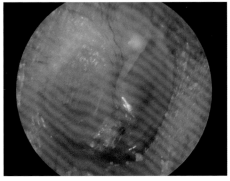
穿刺抽液后第 38 天

图 5-32　分泌性中耳炎穿刺治疗（十五）

病例 5-31　患者，男性，31 岁，右耳闷不适半年。耳内镜检查见右耳鼓膜内陷、积液，鼓膜穿刺抽液后抽出约 0.1 mL 淡黄色黏稠液，但症状改善不明显（图 5-33）。对于此类患者予以鼓膜置管更适合。鼻内镜下见鼻咽部有淋巴组织增生。

病例 5-32　患者，女性，75 岁，左耳鼓室积液，鼓膜浑浊，诊断为分泌性中耳炎。1 周后复诊，用药无缓解，遂予穿刺抽液（图 5-34）。但该患者在后续随访过程中病情仍有多次复发。

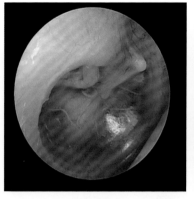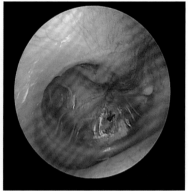

穿刺前 穿刺抽液后

图 5-33 分泌性中耳炎穿刺治疗（十六）

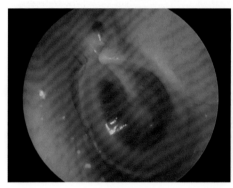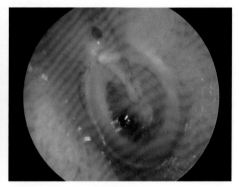

穿刺前 穿刺抽液后

图 5-34 分泌性中耳炎穿刺治疗（十七）

第四节　分泌性中耳炎鼓膜置管

病例 5-33　患者，男性，52 岁，诊断为左耳分泌性中耳炎。既往有鼻咽癌病史，予以鼓膜置管（图 5-35）。

病例 5-34　患者，男性，45 岁，诊断为左侧分泌性中耳炎。鼓膜通气管放置 6 个月后门诊取出（图 5-36）。

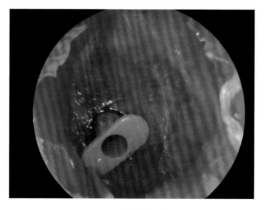

图 5-35　鼓膜置管(一)

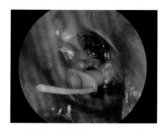
鼓膜通风管放置 6 个月后

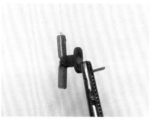
取出的鼓膜通风管

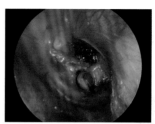
通风管取出后的鼓膜

图 5-36　鼓膜置管(二)

病例 5-35　患者,男性,39 岁,听力下降、耳闷多年。耳内镜检查见双耳鼓膜内陷,鼓室积液(图 5-37A、B),鼻咽部见淋巴组织,组织活检病理诊断为淋巴组织增生。纯音测听双耳传导性聋,声导抗双耳 B 型。遂予以双侧鼓膜置管(图 5-37C、D),并切除鼻咽肿物。术后随访时患者恢复良好。

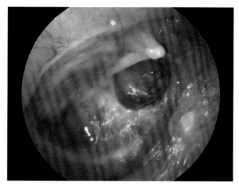
A(右耳)

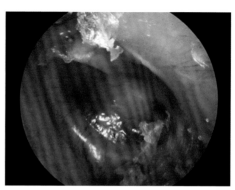
B(左耳)

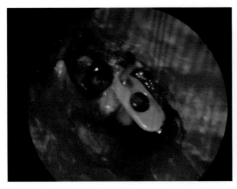
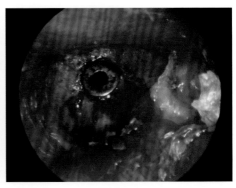

C(右耳)　　　　　　　　　　　　　　D(左耳)

图 5-37　鼓膜置管(三)

病例 5-36　患者,女性,27 岁,鼓膜穿刺置管一段时间后复查,可见右耳鼓膜后方有一穿孔,左耳置管堵塞(图 5-38)。

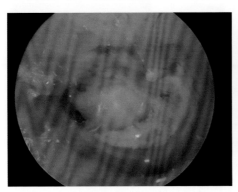
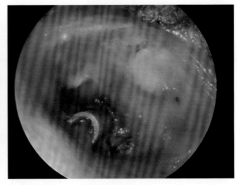

右耳鼓膜后方有一穿孔　　　　　　　　左耳置管堵塞

图 5-38　鼓膜置管(四)

病例 5-37　患者,男性,35 岁,因鼻咽癌治疗,右耳鼓膜置管后复查(图 5-39),左耳鼓膜正常。置管位置良好,纯音测听双耳听力均正常,无差异。

病例 5-38　患者,男性,26 岁,诊断为左耳分泌性中耳炎、鼻咽部淋巴组织增生。予以鼻咽部淋巴组织切除,鼓膜前下切开,吸出较多液体,吸出后鼓膜可复位,但较为松弛。予鼓膜置管,置管后患者听力和鼓膜形态均恢复。术后近 15 个月复诊时,予以拔除置管,拔除置管后鼓膜遗留穿孔,但 1 个多月后再次复诊时穿孔已完全愈合(图 5-40),听力亦不受影响(图 5-41)。

耳鼻咽喉·头颈外科临床病例图集

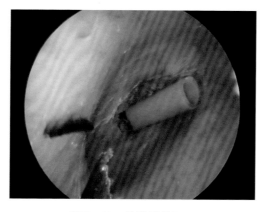

图 5-39　鼓膜置管(五)

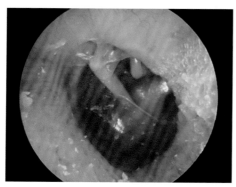

左耳分泌性中耳炎

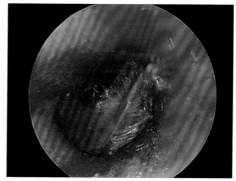

切开鼓膜,吸出鼓室积液

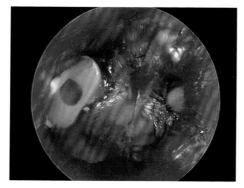

置管术后即刻

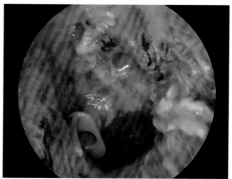

置管后 8 天

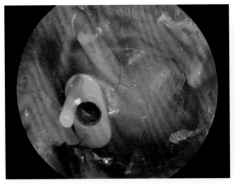

置管后 6 周

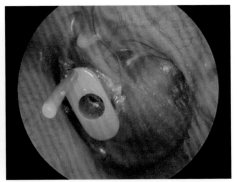

置管后 3 月余

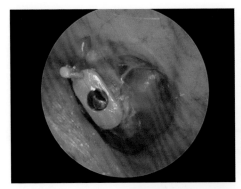

置管后 15 个月

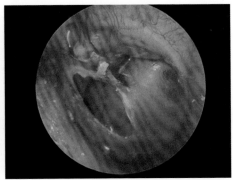

拔管后即刻

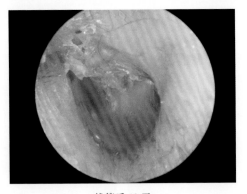

拔管后 49 天

图 5 - 40　鼓膜置管(六)

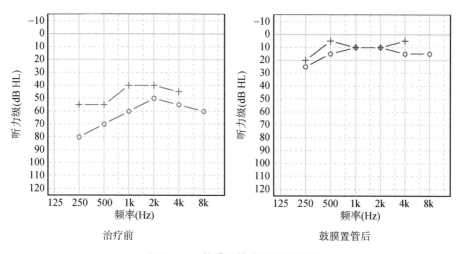

图 5-41 鼓膜置管前后纯音测听

治疗前　　　　　　　　　　鼓膜置管后

病例 5-39　患者,女性,75 岁,因双耳闷、听力下降就诊。既往有双耳鼓膜置管手术史,置管自行脱落,现双耳鼓膜内陷、积液(图 5-42A、B)。17 天后住院行鼓膜置管,置管后 18 天来院复查,鼓膜形态恢复(图 5-42C、D)。术后 2 年 6 个月时再次复诊,见右耳鼓膜置管在位,但是鼓膜穿孔较大,置管随时可能脱落;左耳鼓膜置管已脱落,且穿孔的鼓膜已自行修复(图 5-42E、F)。因此,鼓膜置管不宜留置过久,如果置管依然容易复发,可行咽鼓管扩张。

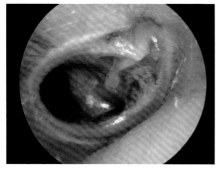

A(右耳)

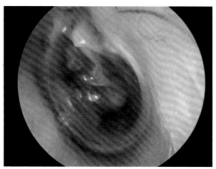

B(左耳)

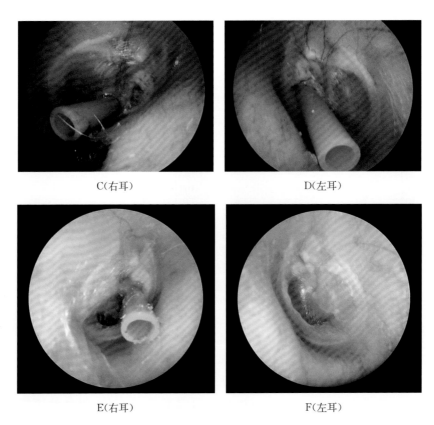

C(右耳) D(左耳)

E(右耳) F(左耳)

图 5 - 42　鼓膜置管(七)

病例 5 - 40　　患者,女性,50 岁,因耳闷、头部闷胀就诊。耳内镜检查见鼓膜内陷、积液,诊断为分泌性中耳炎(图 5 - 43A)。予以鼓膜置管,置管后 1 周复诊时诉耳闷,查体见鼓膜置管因出血而出现堵管(图 5 - 43 B~D)。后使用过氧化氢滴耳液 1 周后通畅(图 5 - 43E)。术后 4 个月复查时鼓膜复张良好,通气管位置好(图 5 - 43F),听力亦明显恢复,无耳闷及头闷不适。

病例 5 - 41　　患者,男性,49 岁,1 年前因分泌性中耳炎,慢性鼻窦炎伴鼻息肉,行功能性鼻内镜及双侧鼓膜置管术,术后 6 个月左右取出两侧置管。3 个月前再次出现左耳闷。耳内镜检查见右耳鼓膜内陷,少许积液(图 5 - 44A);左耳鼓膜呈琥珀色,鼓室积液明显(图 5 - 44B)。鼻内镜下见双侧下鼻甲肥大,后端肥大明显(图 5 - 44C),鼻腔较多黏脓性分泌物,鼻咽部黏膜充血,附着泡沫样黏涕(图 5 - 44D)。纯音测听示右耳听力轻度下降,左耳混合性耳聋(图 5 - 44E、F);声导抗测试示左耳为 B 型,右耳为 C 型。

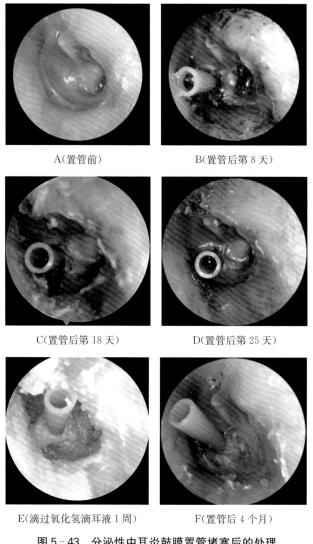

A(置管前)   B(置管后第 8 天)

C(置管后第 18 天)   D(置管后第 25 天)

E(滴过氧化氢滴耳液 1 周)   F(置管后 4 个月)

图 5-43　分泌性中耳炎鼓膜置管堵塞后的处理

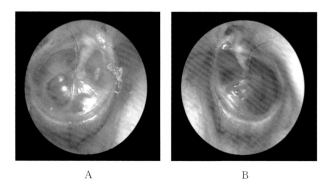

A   B

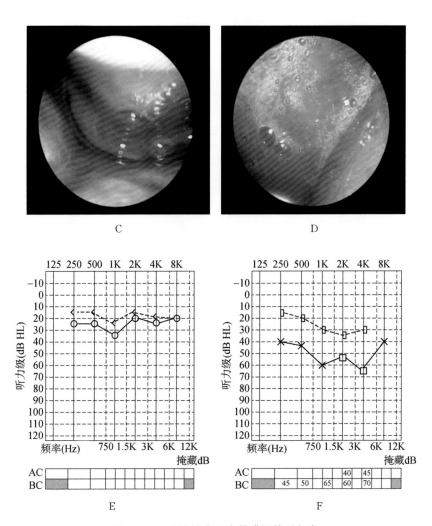

图 5‑44 分泌性中耳炎鼓膜置管后复发

第五节 鼓 膜 内 陷

部分分泌性中耳炎患者通常出现鼓膜内陷,多数存在鼓室积液。也有一部分长期中耳负压的患者可出现鼓膜内陷,或仅仅是上鼓室内陷。Sadé 和 Berco 根据鼓膜的内陷程度不同,将其分为 4 级。Ⅰ级:鼓膜轻度内陷,未达砧骨;Ⅱ级:鼓膜内陷达砧骨或镫骨,未达鼓岬;Ⅲ级:鼓膜内陷达鼓岬,但未粘连;Ⅳ级:鼓膜与鼓岬粘连(又称粘连性中耳炎)。

但 Sadé 和 Berco 的分类方法不能适应所有的情况,因此 Tos 等对鼓膜松弛部的内陷袋到胆脂瘤的形成进行了分级。Ⅰ级:内陷袋的囊袋位于锤骨颈与鼓膜松弛部之间的 Prussak 间隙,但未与锤骨颈相贴,两者之间有空气;Ⅱ级:内陷袋加深与锤骨颈相贴;Ⅲ级:在Ⅱ级的基础上有部分鼓室盾板骨壁破坏;Ⅳ级:内陷袋进一步加深、进展而形成上鼓室胆脂瘤,有明显骨质吸收,锤骨或砧骨缺如。

长期的鼓膜内陷还可能导致粘连性的中耳炎,治疗较为棘手。鼓膜内陷时,对鼓室积液的判断存在一定困难,容易与分泌性中耳炎混淆,应注意鉴别。此外,内陷的鼓膜还容易误诊为胆脂瘤或鼓膜穿孔。

病例 5-42　患者,男性,79 岁,耳内镜检查见右耳鼓膜松弛部内陷,Tos 分类法Ⅲ级(图 5-45)。

病例 5-43　患者,女性,47 岁,因右耳盯聍栓塞就诊。清理后耳内镜检查见鼓膜后上内陷,有胆脂瘤形成(图 5-46),Tos 分类法Ⅳ级。

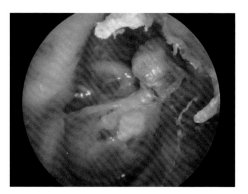 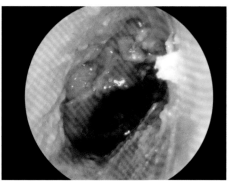

图 5-45　鼓膜内陷(一)　　　　图 5-46　鼓膜内陷(二)

病例 5-44　患者,男性,65 岁,反复右耳盯聍,较为潮湿。清理后,耳内镜检查见右耳松弛部有可疑穿孔(图 5-47A)。6 个月后复诊,上鼓室可见清晰的内陷袋(图 5-47B),Tos 分类法Ⅱ级。

病例 5-45　患者,女性,64 岁,因右耳痛就诊。耳内镜检查见双耳鼓膜松弛部内陷,Tos 分类法Ⅱ级,鼓室未见积液(图 5-48A、B)。纯音测听双耳混合性耳聋(图 5-48C、D),声导抗测试双耳 C 型。

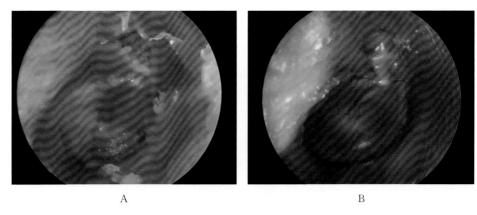

A   B

图 5-47　鼓膜内陷(三)

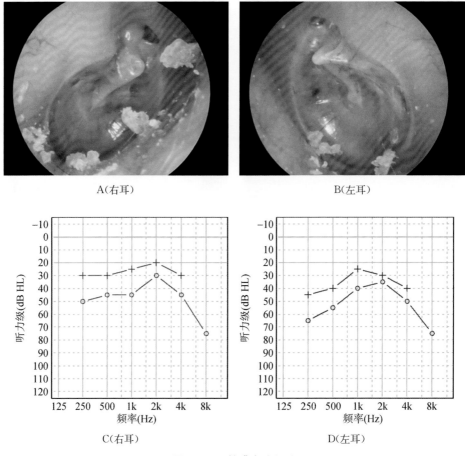

A(右耳)　　　　　　　　　　　　B(左耳)

C(右耳)　　　　　　　　　　　　D(左耳)

图 5-48　鼓膜内陷(四)

耳鼻咽喉·头颈外科临床病例图集

病例 5-46　患者,女性,62 岁,耳内镜检查见双耳鼓膜内陷(图 5-49A、B),Sadé 分类法 Ⅰ 级,声导抗测试双侧 C 型(图 5-49C、D)。

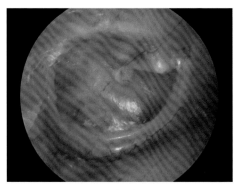
A(右耳)

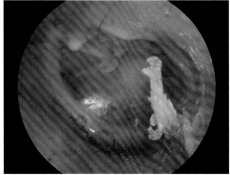
B(左耳)

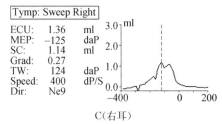
C(右耳)

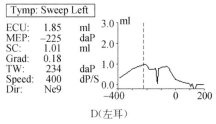
D(左耳)

图 5-49　鼓膜内陷(五)

病例 5-47　患者,男性,63 岁,耳内镜检查见左耳鼓膜紧张部内陷明显(图 5-50),Sadé 分类法 Ⅱ 级。

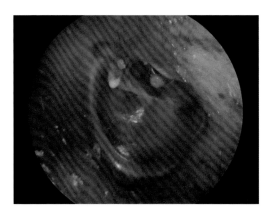

图 5-50　鼓膜内陷(六)

病例 5-48　患者,女性,73 岁,因耳闷、听力下降半年就诊。耳内镜检查见右耳内陷,鼓膜与砧镫关节相贴(图 5-51A)。予以穿刺抽液,但后下象限的鼓膜并未及时弹起,用吸引器将中耳腔内液体进一步吸除,并吸住内陷的鼓膜后方才复张(图 5-51B),但患者自述听力无改善。鼓膜内陷程度属于 Sadé 分类法Ⅲ级。

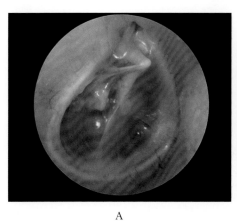
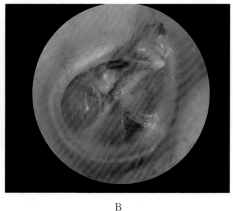

A　　　　　　　　　　　　　　　　B

图 5-51　鼓膜内陷(七)

第六节　粘连性中耳炎

粘连性中耳炎即 Sadé 分类法Ⅳ级的鼓膜内陷,鼓膜和鼓岬粘连。

病例 5-49　患者,男性,65 岁,双耳听力下降,皆为混合性聋。耳内镜检查见右耳鼓膜内陷、粘连(图 5-52A),声导抗测试为 B 型(图 5-52B)。

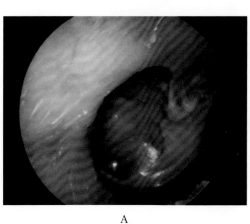
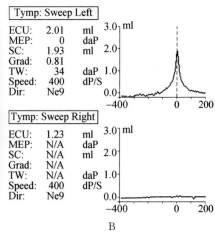

A　　　　　　　　　　　　　　　　B

图 5-52　粘连性中耳炎(一)

病例 5-50 患者,女性,58 岁,耳内镜检查见鼓膜内陷,既往有中耳手术史,诊断为粘连性中耳炎(图 5-53)。

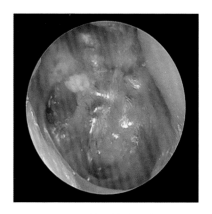

图 5-53 粘连性中耳炎(二)

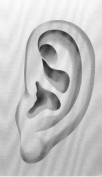

第六章　急性中耳炎

中耳炎是一类十分常见的疾病,随着抗生素的普及,严重的中耳炎并发症明显减少。抗生素治疗后多数患者可以在短期内痊愈,迁延不愈的患者可能转变为慢性化脓性中耳炎。

第一节　急性中耳炎

病例6-1　患者,男性,67岁,右耳流脓水数天,有用棉签挖耳史。诊断为外伤性鼓膜穿孔伴感染(图6-1)。

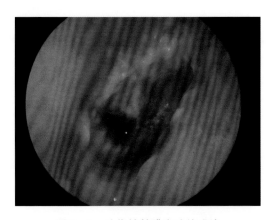

图6-1　外伤性鼓膜穿孔伴感染

病例6-2　患者,男性,23岁,自述擤鼻涕后出现左耳痛1天,近日有上呼吸道感染史。耳内镜检查见鼓膜明显充血,另见左耳骨性外耳道前壁见小骨瘤(图6-2A),鼻咽部淋巴组织增生、充血,见黏脓涕(图6-2B)。诊断为急性中耳炎和急性鼻咽炎。

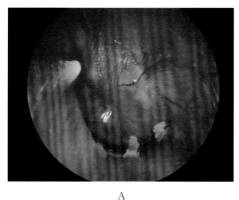
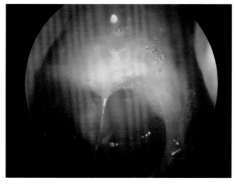

A   B

图6-2 急性中耳炎(一)

病例6-3　患者,女性,65岁。耳内镜检查见耳道内稀薄脓液,在未将脓液清理之前,可见到明显的搏动(注意急性中耳炎时常能见到脓液搏动,并非脑脊液耳漏),诊断为急性化脓性中耳炎(图6-3)。

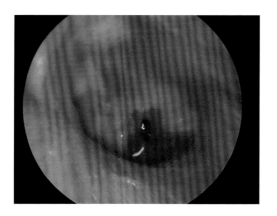

图6-3 急性中耳炎(二)

病例6-4　患者,女性,53岁,因右耳反复流脓就诊,使用氧氟沙星＋地塞米松滴耳液后效果不佳。清理前见右耳脓液较多,且伴随大量真菌菌丝和孢子(图6-4A),清理后见右耳鼓膜中央一小穿孔(图6-4B),有液体搏动,有液体和气泡不停地从孔中溢出。患者主诉能听到气泡声。

病例6-5　患者,女性,77岁,因左侧中耳炎就诊。耳内镜检查见鼓膜外耳道角脓性分泌物,并见鼓膜穿孔(图6-5A),予以清理脓液(图6-5B)。

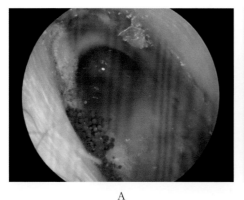
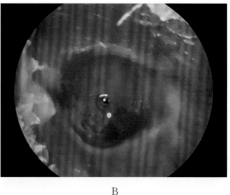

A   B

图 6-4　急性中耳炎（三）

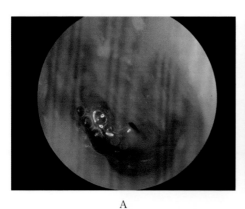
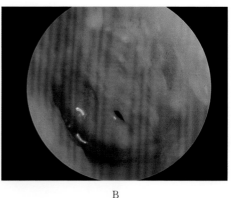

A   B

图 6-5　急性中耳炎（四）

病例 6-6 患者，男性，53 岁，乘飞机后出现左耳闷、听力下降，有耳痛，已自行使用抗生素。耳内镜检查见右耳鼓膜稍充血（图 6-6A），左耳鼓膜明显充血（图 6-6B）；鼻腔见脓涕，鼻咽部充血，淋巴组织增生，诊断为急性中耳炎。

病例 6-7 患者，女性，35 岁，右耳痛 4 天，伴有耳溢液、耳鸣，听力无明显下降。耳内镜检查见右耳鼓膜充血、大穿孔，鼓室内见分泌物（图 6-7），诊断为右耳急性化脓性中耳炎。予氧氟沙星滴耳液和头孢克洛口服，6 天后复诊时患者症状缓解，且已干耳。

病例 6-8 患者，男性，39 岁。耳内镜检查右耳鼓膜后方穿孔，鼓膜充血、增厚（图 6-8A）；左耳鼓膜陈旧性穿孔，见新生鼓膜（图 6-8B）。

耳鼻咽喉·头颈外科临床病例图集

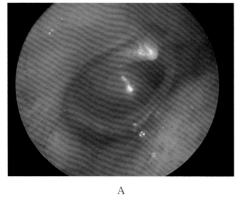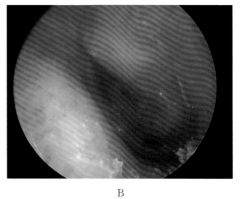

A   B

图 6 - 6　急性中耳炎(五)

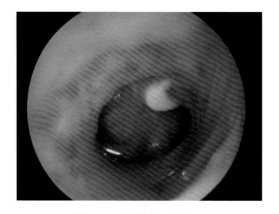

图 6 - 7　急性中耳炎(六)

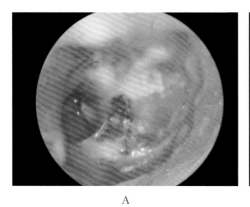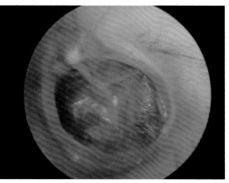

A   B

图 6 - 8　急性中耳炎(七)

病例6-9　患者，男性，23岁，右耳曾有流脓，本次左耳再次流脓。清理后，耳内镜检查见右耳外耳道近鼓膜处肉芽（图6-9A），左耳鼓膜充血、内陷（图6-9B），诊断为急性中耳炎。

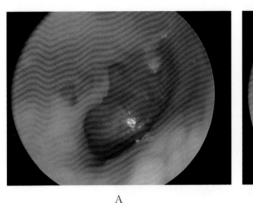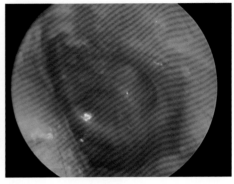

A　　　　　　　　　　　　　　　　　B

图6-9　急性中耳炎（八）

第二节　鼓膜穿孔愈合

鼓膜受到外伤后，具有强大的愈合能力。急性中耳炎出现的鼓膜穿孔经合理治疗后，部分患者的鼓膜穿孔可恢复。在不发生感染的情况下，鼓膜穿刺以及鼓膜置管后的穿孔亦能在较短的时间内修复。

病例6-10　患者，女性，67岁，急性中耳炎小穿孔，前次也有中耳炎发作，但当时没有鼓膜穿孔，使用硼酸甘油滴耳液后痊愈。此次就诊，耳内镜检查见右耳外耳道内较多脓性分泌物，予以吸除后，见鼓膜小穿孔，充血明显（图6-10A）。给予抗生素和氧氟沙星滴耳液。用药7天后基本愈合，鼓膜穿孔亦消失（图6-10B）。

病例6-11　患者，女性，53岁，因耳痒、耳痛、流脓就诊。耳内镜检查发现右侧耳道较多脓性分泌物，鼓膜穿孔（图6-11A）。经使用10天氧氟沙星滴耳液后干耳，鼓膜穿孔愈合（图6-11B）。

病例6-12　患者，女性，15岁，急性中耳炎恢复期，耳内镜检查鼓膜表面可见红色小肉芽（图6-12）。

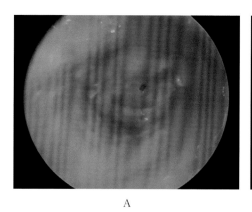
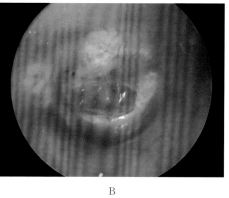

A   B

图 6‑10　鼓膜愈合(一)

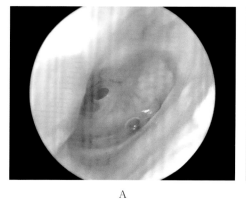
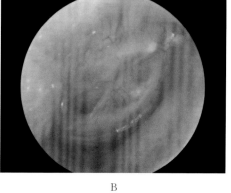

A   B

图 6‑11　鼓膜愈合(二)

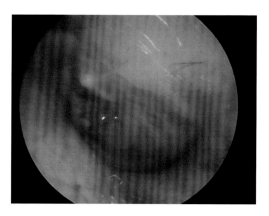

图 6‑12　急性中耳炎恢复期

第三节　鼓膜钙化

鼓膜钙化患者多继发于前期的中耳感染，小的钙化斑对鼓膜的运动和听力没有明显的影响，也无须处理。较大的钙化斑能够阻碍鼓膜的振动，进而影响鼓膜的传声效能。在进行鼓膜穿孔修补手术时，应注意剥离清除较大的鼓膜钙化。

病例6-13　患者，男性，86岁，左侧颈部肿物3个月，伴左耳闷。查体见鼻咽左侧新生物，左侧咽隐窝浅。耳内镜检查见双耳鼓膜浑浊，左耳少许钙化斑（图6-13）。

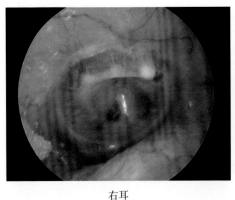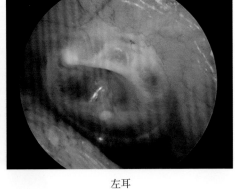

右耳　　　　　　　　　　　　　　　左耳

图6-13　鼓膜钙化（一）

病例6-14　患者，男性，48岁。耳内镜检查见鼓膜比较浑浊，见钙化斑（图6-14）。

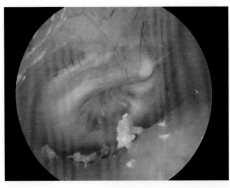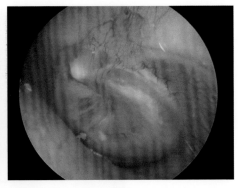

右耳　　　　　　　　　　　　　　　左耳

图6-14　鼓膜钙化（二）

病例 6-15 患者,男性,49岁,无明显不适主诉,无外伤史。耳内镜检查见鼓膜钙化(图6-15),既往有中耳炎病史。

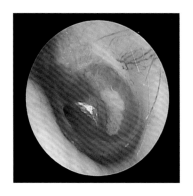

图 6-15 鼓膜钙化(三)

病例 6-16 患者,女性,26岁,耳内镜检查见右耳鼓膜有钙化斑,双耳鼓膜紧张部云雾状(图6-16),既往有中耳炎病史。

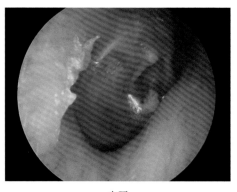
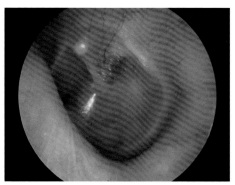

右耳   左耳

图 6-16 鼓膜钙化(四)

病例 6-17 患者,女性,25岁,右侧中耳炎病史10余年。耳内镜检查见双侧鼓膜见钙化斑,右侧为甚,右耳新生鼓膜内陷(图6-17A),左耳鼓膜局部和鼓岬相贴(图6-17B);纯音测听右耳为传导性聋(图6-17 C、D);声导抗检测示左侧A型,右侧B型(图6-17 E、F)。

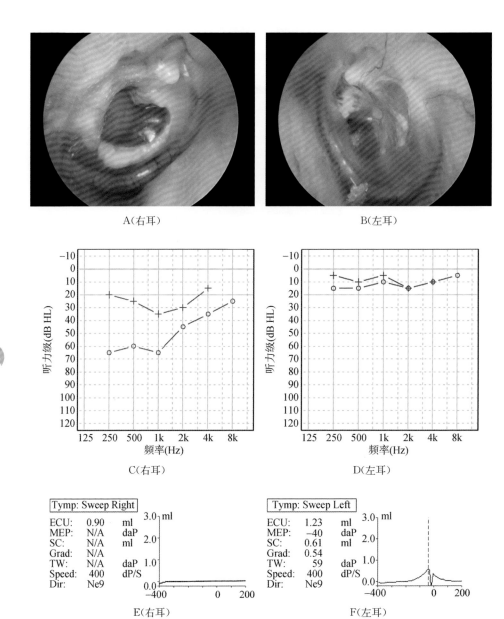

A(右耳)   B(左耳)

C(右耳)   D(左耳)

Tymp: Sweep Right		
ECU:	0.90	ml
MEP:	N/A	daP
SC:	N/A	ml
Grad:	N/A	
TW:	N/A	daP
Speed:	400	dP/S
Dir:	Ne9	

Tymp: Sweep Left		
ECU:	1.23	ml
MEP:	−40	daP
SC:	0.61	ml
Grad:	0.54	
TW:	59	daP
Speed:	400	dP/S
Dir:	Ne9	

E(右耳)   F(左耳)

图6-17 鼓膜钙化(五)

病例6-18 患者,女性,20余岁,耳内镜检查见鼓膜钙化(图6-18)。

病例6-19 患者,男性,35岁,耳内镜检查见鼓膜钙化斑(图6-19)。

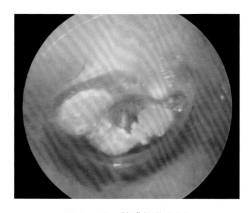

图 6-18 鼓膜钙化(六)

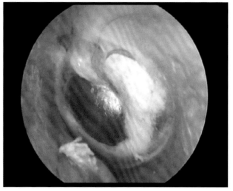

图 6-19 鼓膜钙化(七)

病例 6-20 患者,女性,65 岁,无不适主诉。耳内镜检查见鼓膜钙化斑(图 6-20)。

病例 6-21 患者,女性,49 岁。耳内镜检查见鼓膜有两处钙化斑,并可见新生鼓膜(图 6-21)。

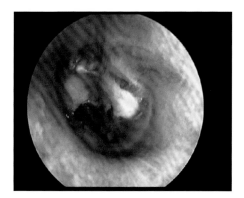

图 6-20 鼓膜钙化(八)

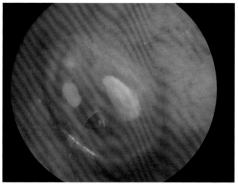

图 6-21 鼓膜钙化(九)

病例 6-22 患者,女性,28 岁,中耳炎病史多年。耳内镜检查可见鼓膜钙化及新生鼓膜(图 6-22)。

病例 6-23 患者,女性,71 岁,耳内镜检查可见双耳鼓膜钙化(图 6-23)。

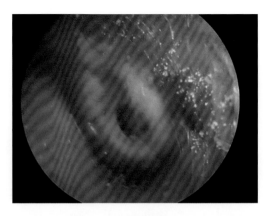

图 6-22 鼓膜钙化(十)

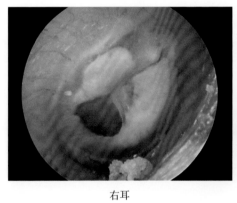右耳

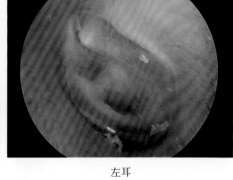左耳

图 6-23 鼓膜钙化(十一)

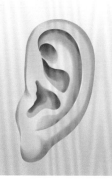

第七章 慢性中耳炎

慢性中耳炎是一种常见病,静止期可无明显不适,穿孔大者往往有听力损失,容易反复出现急性感染。随着发作次数的增加,患者听力会逐渐下降,且长期、慢性的感染也是诱发中耳恶性肿瘤的诱因。除急性期采用药物治疗外,对反复发作的患者主要考虑手术治疗,并可以通过人工听骨(图7-1)、骨传导助听器(图7-2)、人工中耳等方式重建听力。

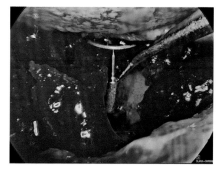
部分人工听骨假体植入术

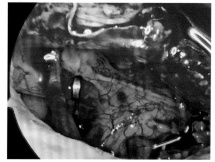
镫骨假体植入术

图7-1 人工听骨植入手术

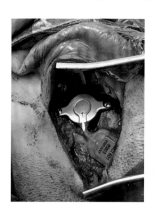

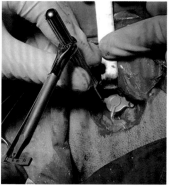

图7-2 骨传导助听器

注:振子安装在颞骨乳突部位,适用于骨导听阈小于55 dB的患者。

第一节 慢性化脓性中耳炎

病例 7-1 患者,女性,62 岁,左耳听力下降。查体见左耳鼓膜穿孔(图 7-3A~C),诊断为慢性中耳炎,可与其右侧健耳(图 7-3D)比较。

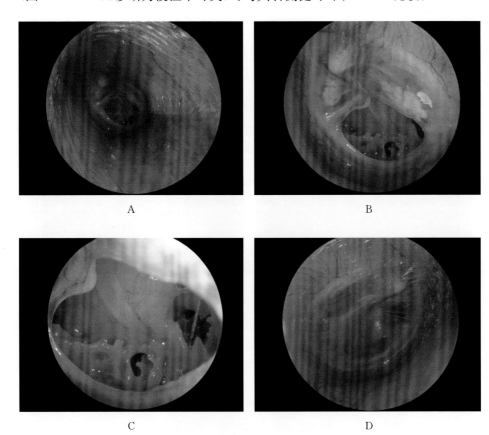

A

B

C

D

图 7-3 慢性化脓性中耳炎(一)

病例 7-2 患者,女性,25 岁,右耳鼓膜穿孔(图 7-4A)、疼痛。右耳无反复流脓病史,自觉无明显听力下降。声导抗测试未引出,左耳 A 型(图 7-4B)。纯音测听右耳轻度传导性听力下降(图 7-4C),左耳听力正常(图 7-4D)。

病例 7-3 患者,女性,56 岁,左耳化脓性中耳炎病史多年,但感染次数不多。查体见左耳鼓膜大穿孔,可清晰看到砧镫关节、镫骨后韧带、舌咽神经鼓支(鼓室神经)、圆窗龛等结构(图 7-5)。鼓室的神经主要为鼓室神经丛(即鼓

耳鼻咽喉·头颈外科临床病例图集

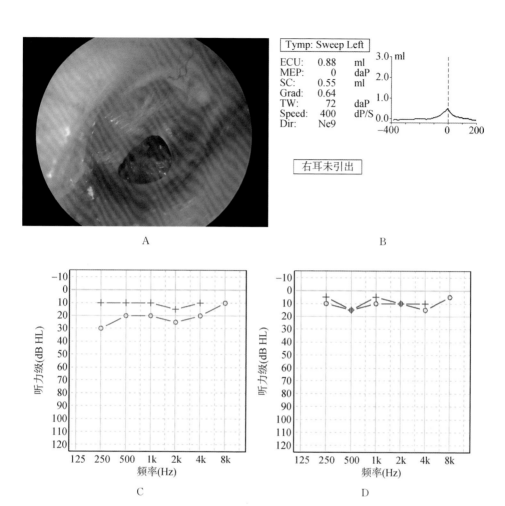

Tymp: Sweep Left		
ECU:	0.88	ml
MEP:	0	daP
SC:	0.55	ml
Grad:	0.64	
TW:	72	daP
Speed:	400	dP/S
Dir:	Ne9	

右耳未引出

A   B

C   D

图7-4 慢性化脓性中耳炎(二)

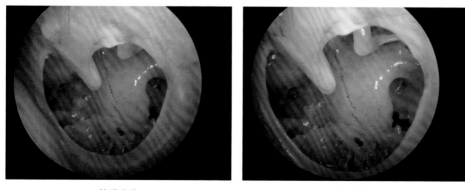

鼓膜穿孔   穿孔近观

图7-5 慢性化脓性中耳炎(三)

室丛),位于鼓岬表面的浅沟内,由舌咽神经的鼓支沿鼓岬中央的岬沟上行,与颈内动脉交感神经丛的上、下颈鼓支,以及起自膝神经节的面神经鼓室神经交通支等相吻合所组成。舌咽神经的鼓支分出一支沿岬沟上行,称岩浅小神经,经同名沟并穿过蝶岩裂、卵圆孔加入耳神经节。又由鼓室丛发出一分支上行加入岩浅大神经。鼓室丛的分支分布于鼓室、乳突气房及咽鼓管,主司黏膜的感觉。

病例 7 - 4　　患者,女性,49 岁,双耳听力下降。耳内镜检查见双耳鼓膜穿孔,右耳见钙化斑(图 7 - 6),诊断为慢性中耳炎。

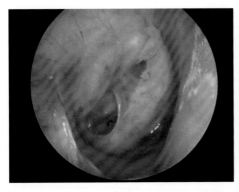 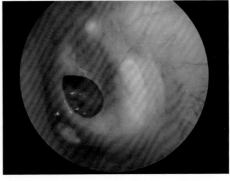

右耳　　　　　　　　　　　　　　　　　左耳

图 7 - 6　慢性化脓性中耳炎(四)

病例 7 - 5　　患者,女性,52 岁,因双耳反复流脓,听力下降就诊。查体见双耳鼓膜穿孔,左耳见两处穿孔,左耳 A 型(图 7 - 7 A、B),右耳鼓膜大穿孔(图 7 - 7 C、D)。

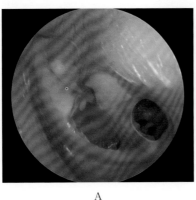 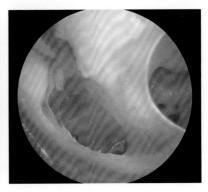

A　　　　　　　　　　　　　　　　　B

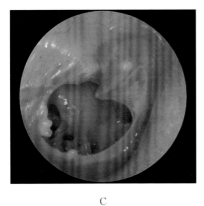

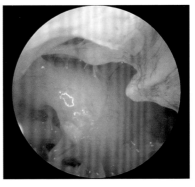

C   D

图 7-7　慢性化脓性中耳炎(五)

病例 7-6　患者,男性,36 岁,右耳闷不适,既往 2 年前曾有分泌性中耳炎病史。耳内镜检查见右耳鼓膜穿孔,鼓膜浑浊,并见少许钙化斑(图 7-8A)。声导抗测试示左耳 A 型,右耳 B 型(图 7-8B)。纯音测听示右耳混合性聋(图 7-8C),左耳感音神经性聋(图 7-8D)。

病例 7-7　患者,女性,64 岁。耳内镜检查见双侧鼓膜大穿孔(图 7-9 A、B),左耳尚见少许脓性分泌物(图 7-9B),纯音测听示双耳混合性耳聋(图 7-9 C、D),诊断为慢性化脓性中耳炎。

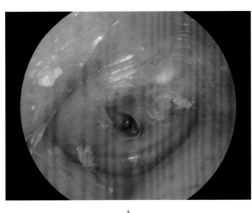

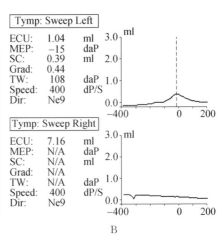

Tymp: Sweep Left		
ECU:	1.04	ml
MEP:	-15	daP
SC:	0.39	ml
Grad:	0.44	
TW:	108	daP
Speed:	400	dP/S
Dir:	Ne9	

Tymp: Sweep Right		
ECU:	7.16	ml
MEP:	N/A	daP
SC:	N/A	ml
Grad:	N/A	
TW:	N/A	daP
Speed:	400	dP/S
Dir:	Ne9	

A   B

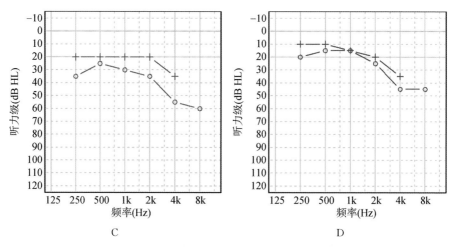

C

D

图 7-8　慢性化脓性中耳炎(六)

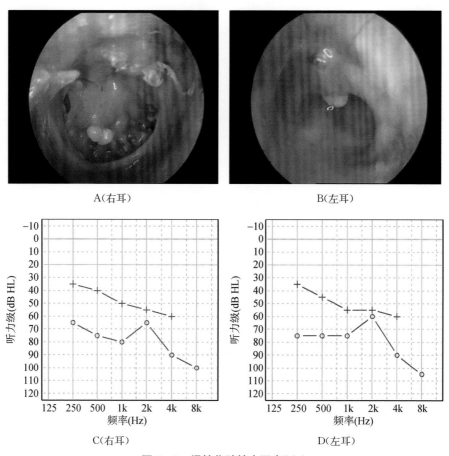

A(右耳)

B(左耳)

C(右耳)

D(左耳)

图 7-9　慢性化脓性中耳炎(七)

病例 7-8 患者,男性,49 岁,无明显不适主诉。耳内镜检查见右耳鼓膜穿孔,鼓膜钙化,无外伤史(图 7-10)。

病例 7-9 患者,男性,65 岁。耳内镜检查见右耳鼓膜充血,耳道少许分泌物,后上象限内陷,与砧镫关节相贴(图 7-11),Sadé 分类法 II 级。

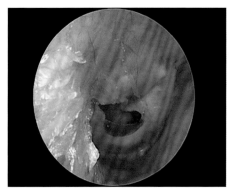

图 7-10 慢性化脓性中耳炎(八)

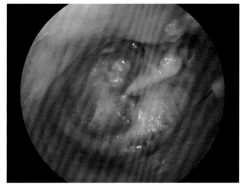

图 7-11 慢性化脓性中耳炎(九)

病例 7-10 患者,男性,26 岁,左耳化脓性中耳炎病史多年。耳内镜检查见左耳鼓膜大穿孔,残余的鼓膜前上见钙化斑,后上可见鼓索神经(图 7-12)。

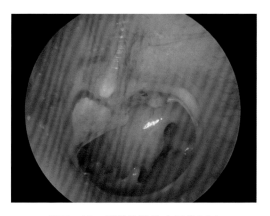

图 7-12 慢性化脓性中耳炎(十)

病例 7-11 患者,女性,44 岁,右耳反复流脓水半年余,近 1 周用药后脓液减少。耳内镜检查见右耳鼓膜浑浊、增厚,后下见肉芽,穿孔不明显(图 7-13A);左耳鼓膜内陷,Sadé 分类法 III 级(图 7-13B)。外院颞骨 CT 检查提示右耳软组织密度影。

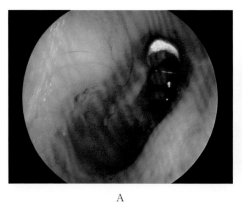
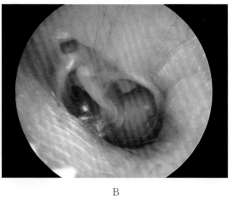

A   B

图 7‑13　慢性化脓性中耳炎(十一)

病例 7‑12　患者,女性,44 岁,左耳流水 8 天,口服氧氟沙星后分泌物转为黄色,后逐渐恢复。查体见左耳鼓膜穿孔,图 7‑14 示随访时耳内镜的表现。

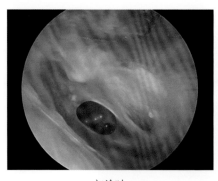
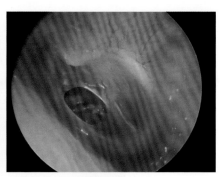

初诊时   治疗后 45 天

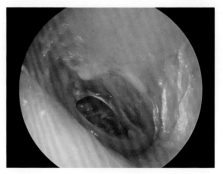

治疗后 8 个月

图 7‑14　慢性化脓性中耳炎(十二)

病例 7 - 13　患者,男性,27 岁,耳内镜检查见右耳鼓膜大穿孔,建议手术治疗(图 7 - 15)。

病例 7 - 14　患者,男性,62 岁,耳内镜检查见左耳鼓膜大穿孔,外耳道尚可见少许真菌菌丝(图 7 - 16)。

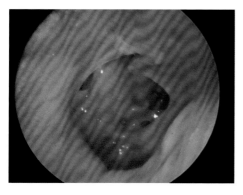

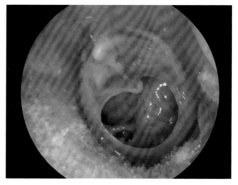

图 7 - 15　慢性化脓性中耳炎(十三)　　　　图 7 - 16　慢性化脓性中耳炎(十四)

病例 7 - 15　患者,女性,29 岁,因左耳流脓就诊。耳内镜检查见左耳鼓膜穿孔、增厚、水肿,上鼓室见肉芽(图 7 - 17A),可与其右耳正常鼓膜(图 7 - 17B)比较。CT 检查见鼓室内软组织影(图 7 - 17 C、D)。

病例 7 - 16　患者,男性,53 岁,右耳听力下降 1 年余,无明显耳溢液及耳痛,常自行滴过氧化氢滴耳液。查体见右耳较多脓性分泌物(图 7 - 18 A、B)。经治疗后肉芽逐渐消退,脓性分泌物消失,但鼓膜还是内陷,Sadé 分类法Ⅲ～Ⅳ级(图 7 - 18 C、D)。肉芽消退后 2 个月复查,清理分泌物后,鼓膜后上象限仍有内陷,并见肉芽样物(图 7 - 18 E、F),结合患者颞骨 CT 表现,建议手术治疗。

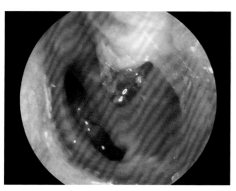

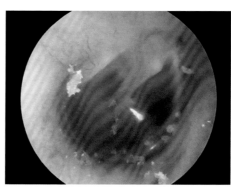

A　　　　　　　　　　　　　　　　　B

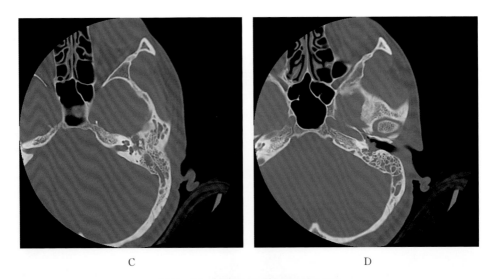

C   D

图 7-17　慢性化脓性中耳炎(十五)

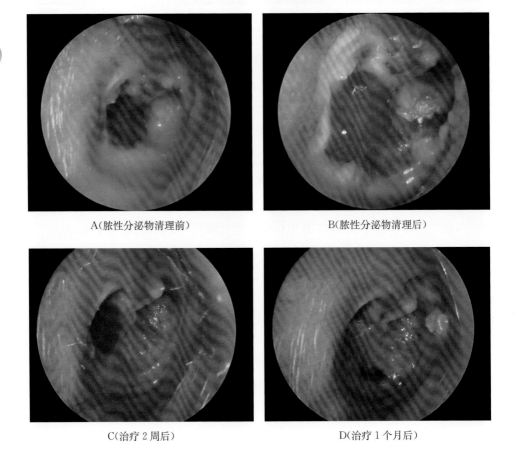

A(脓性分泌物清理前)   B(脓性分泌物清理后)

C(治疗 2 周后)   D(治疗 1 个月后)

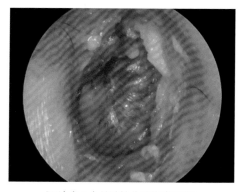
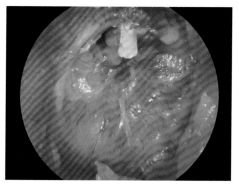

E(治疗2个月脓性分泌物清理前)　　　　　F(治疗2个月脓性分泌物清理后)

图7-18　慢性化脓性中耳炎(十六)

病例 7-17　　患者,男性,89岁,右耳反复流脓。多年前曾在外院行开放性鼓室成形手术,鼓膜前下缘边缘性小穿孔(图7-19)。

病例 7-18　　患者,女性,78岁,因左耳流脓就诊。查体外耳道见分泌物,左耳鼓膜松弛部见肉芽(图7-20)。

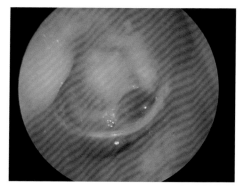
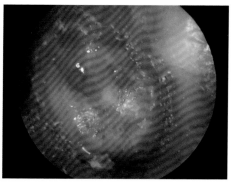

图7-19　慢性化脓性中耳炎(十七)　　　　**图7-20　慢性化脓性中耳炎(十八)**

病例 7-19　　患者,男性,29岁,鼓膜穿孔10余年,每遇水即发生中耳炎,用药后缓解。耳内镜检查见左耳鼓膜穿孔,残余部分鼓膜见钙化斑(图7-21A)。声导抗测试右耳A型,左耳未引出(图7-21B)。纯音测听示右耳听力基本正常,左耳混合型聋(图7-21 C、D)。可以看出,鼓膜穿孔对患者听力的影响约有20 dB。目前患者的骨导听力已部分下降,随着中耳的反复感染将会使骨导听力进一步下降,这也是鼓膜修补手术的意义之一。

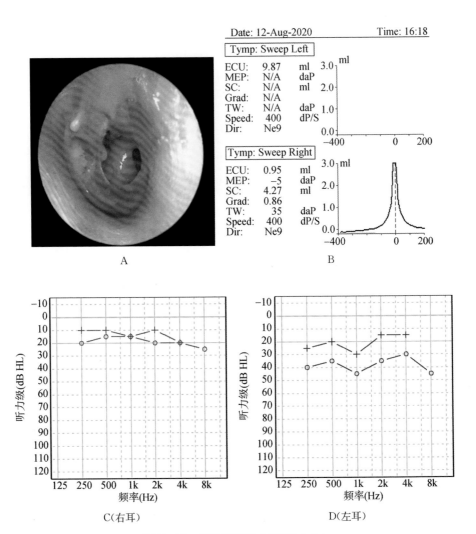

图 7 - 21　慢性化脓性中耳炎（十九）

病例 7 - 20　患者，女性，31 岁，患系统性红斑狼疮。主诉 20 天前出现右耳流脓，既往无右耳反复流脓病史。耳内镜检查见右耳鼓膜大穿孔，从穿孔可观察到圆窗龛、鼓岬及鼓室丛等结构（图 7 - 22）。

病例 7 - 21　患者，女性，33 岁，因双耳听力下降就诊。耳内镜检查见双耳鼓膜穿孔（图 7 - 23 A、B），纯音测听双耳传导性耳聋（图 7 - 23 C、D）。

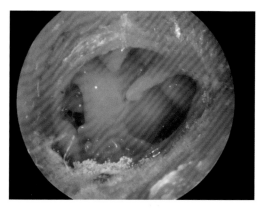

图 7 - 22　慢性化脓性中耳炎(二十)

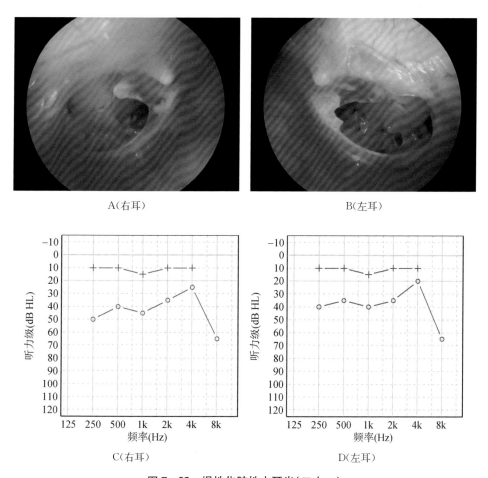

A(右耳)　　　　　　　　　　　B(左耳)

C(右耳)　　　　　　　　　　　D(左耳)

图 7 - 23　慢性化脓性中耳炎(二十一)

第二节 中耳炎伴有真菌感染

病例7-22 患者,女性,50岁,双耳慢性化脓性中耳炎,右耳曾在20余年前行手术治疗。现患者因乳腺癌化疗中,化疗时抵抗力下降,中耳炎难以用药控制,反复感染、流脓。耳内镜检查见双耳鼓膜穿孔伴有较多分泌物,表面有真菌生长(图7-24)。

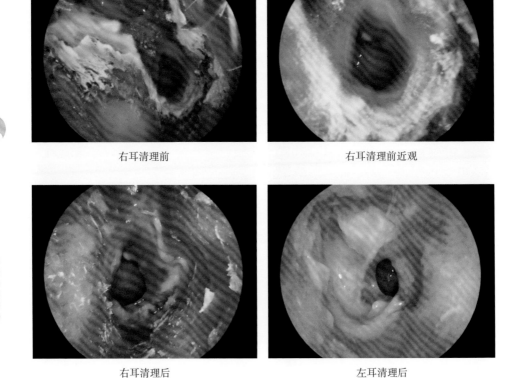

右耳清理前　　　　　　　　　　　右耳清理前近观

右耳清理后　　　　　　　　　　　左耳清理后

图7-24　中耳炎伴有真菌感染(一)

病例7-23 患者,男性,58岁,因耳痒、听力下降就诊。耳内镜检查见双鼓膜穿孔伴有真菌感染(图7-25)。

病例7-24 患者,女性,70岁,右耳痛10天,伴有耳溢液。查体见右耳灰白色分泌物,表面有黑色真菌(图7-26A);清理后见鼓膜充血、增厚,小穿孔

（图 7‑26 B、C）。治疗过程中真菌感染有反复（图 7‑26D），但最终恢复，鼓膜穿孔亦愈合（图 7‑26E）。

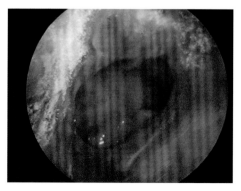

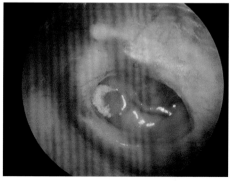

右耳

左耳

图 7‑25　中耳炎伴有真菌感染（二）

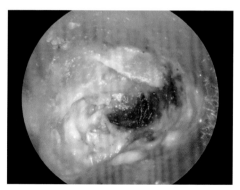

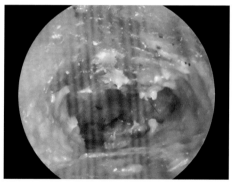

A（清理前）

B（清理后）

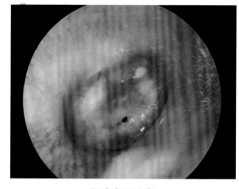

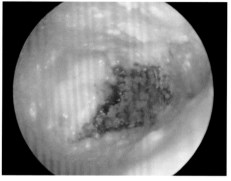

C（治疗 7 天后）

D（2 个月后复发）

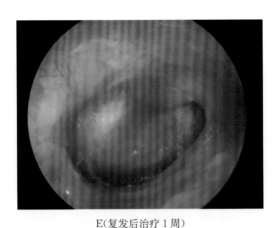

E(复发后治疗 1 周)

图 7 - 26　中耳炎伴有真菌感染（三）

病例 7 - 25　患者,男性,68 岁,主诉右耳胀,无耳溢液,听力较差,无耳痛。耳内镜检查右耳见真菌菌丝及孢子(图 7 - 27A),诊断为慢性化脓性中耳炎合并真菌感染,给予清理(图 7 - 27B)。用派瑞松乳膏治疗 7 天后复诊,仍有分泌物(图 7 - 27C)。后改为氟康唑滴耳液治疗,2 个月后复诊时无耳溢液及不适,耳内镜检查未见真菌(图 7 - 27D)。

病例 7 - 26　患者,男性,59 岁,右耳听力下降 10 余年,双耳痒,偶有耳溢液。耳内镜检查右耳有鼓膜大穿孔,并见脓性分泌物(图 7 - 28A);左耳有真菌斑块(图 7 - 28B),予以抗真菌治疗。

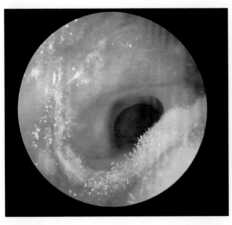
A

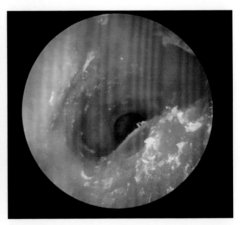
B

耳鼻咽喉·头颈外科临床病例图集

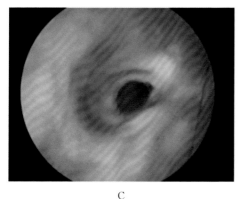
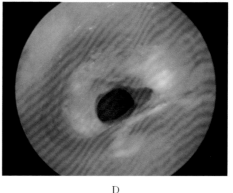

C   D

图 7-27　中耳炎伴有真菌感染（四）

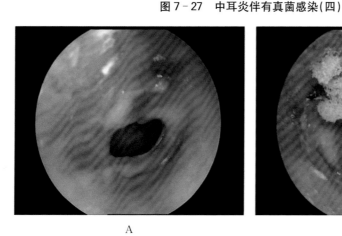
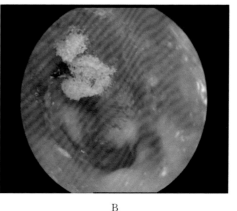

A   B

图 7-28　中耳炎伴有真菌感染（五）

第三节　鼓室成形术

　　鼓室成形术是临床上常见的手术方式，有极少一部分患者可能会在手术后数年中出现听小骨假体从鼓膜穿出的情况。由于镫骨的空间位置关系，听骨假体的顶盘容易和鼓膜成角，可能在顶盘和鼓膜成角处发生穿出。从 CT 图像能够观察到鼓膜和听骨假体顶盘之间的角度，虽然重建后的鼓膜整体变平，但是仍没能消除这个角度，这可能是听骨假体从鼓膜穿出的一个重要的原因。

　　病例 7-27　患者，女性，26 岁，曾行右耳胆脂瘤手术及人工听骨植入手术（图 7-29A）。图 7-29B 为全听骨链重建赝复物（total ossicular replacement prosthesis，TORP）模拟图。

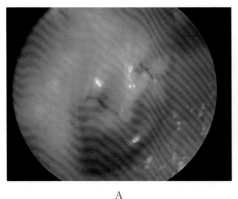
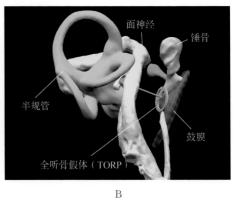

面神经

锤骨

半规管

鼓膜

全听骨假体（TORP）

A   B

图 7‑29　鼓室成形术（一）

病例 7‑28　患者，男性，39 岁，3 年前行右耳开放性鼓室成型＋耳甲腔成型＋部分型钛质人工听骨植入手术。术后听骨链顶盘表面的软骨仍在，部分脱位，左耳松弛部内陷（图 7‑30）。

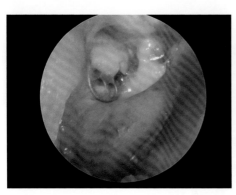
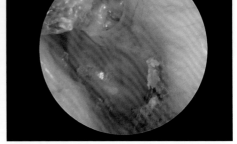

右耳   左耳

图 7‑30　鼓室成形术（二）

病例 7‑29　患者，女性，64 岁，鼓室成形手术后听骨假体从鼓膜穿出。在图 7‑31A 的左下角，画出了完整的听小骨假体顶盘，并用红色虚线标注了穿出的部分。为了更清晰地展示，图 7‑31B 是重新绘制的示意图。图 7‑31C 是该患者右侧正常鼓膜表现，图 7‑31D 是手术后外耳道和鼓膜的整体观。图 7‑31E 为该患者同一时间的左侧内耳 CT 图像，可以看出这是一个钛质的部分听骨链重建赝复物（partial ossicular replacement prosthesis，PORP），听骨和鼓膜之间成角可能是听骨假体的顶盘最终从鼓膜穿出的一个原因。图 7‑31F

耳鼻咽喉·头颈外科临床病例图集

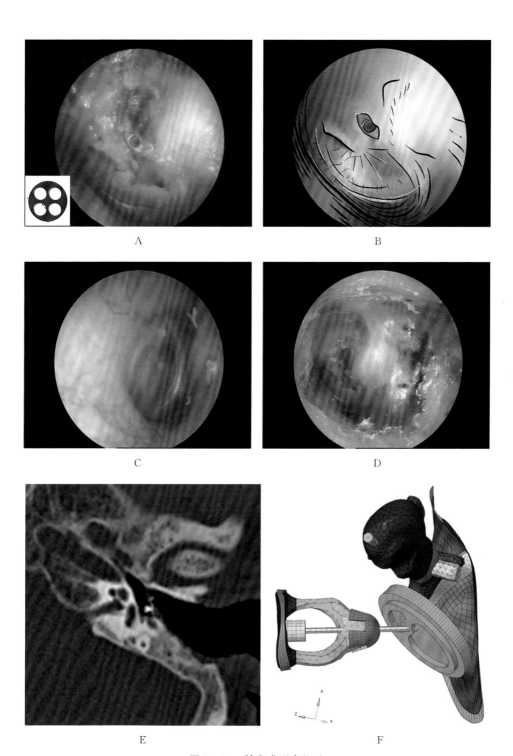

图 7 - 31　鼓室成形术(三)

仿真模拟演示 PORP 和 TORP 的植入位置和角度,可见如果假体和鼓膜贴合,需要假体的顶盘和假体的杆呈一定的角度以适应鼓膜的锥形结构。因此,在没有调整角度的时候,假体的顶盘容易和鼓膜之间成角,进而造成局部高应力区。临床医师在做此类手术时,应努力使听骨假体和鼓膜之间不形成较大的角度。

病例 7 - 30　　患者,男性,53 岁。右耳开放性鼓室成形术＋部分型钛质人工听骨植入手术后,听骨假体顶盘与鼓膜成角(图 7 - 32A),但未脱出;该侧声导抗未引出(图 7 - 32B),纯音测听显示右耳仍有气骨导差(图 7 - 32 C、D)。

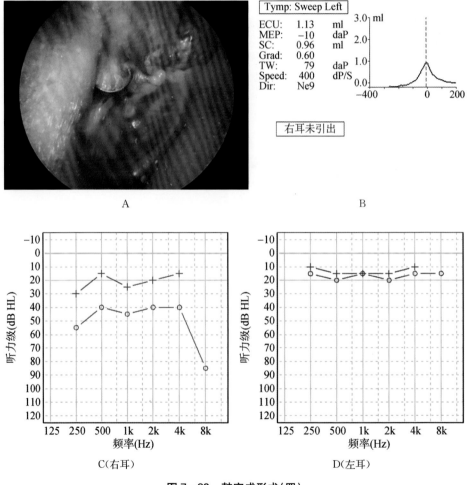

图 7 - 32　鼓室成形术(四)

患者,女性,55 岁,右侧慢性中耳炎鼓室成形术后(图 7-33)。随访显示患者恢复良好。

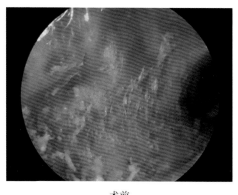
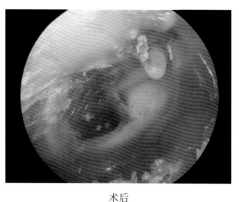

术前 术后

图 7-33 鼓室成形术(五)

病例 7-32 患者,男性,36 岁,曾行手术治疗,耳内镜检查见右耳鼓膜完全丧失原有结构(图 7-34A),左耳结构正常(图 7-34B)。

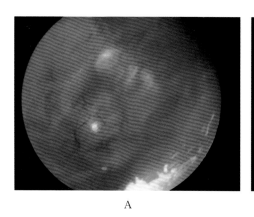
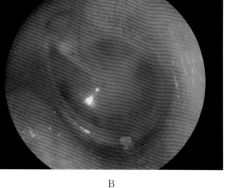

A B

图 7-34 鼓室成形术(六)

病例 7-33 患者,男性,69 岁,双耳中耳炎手术后 40 余年,鼓膜完整,但鼓室结构不清,看不清听小骨的位置(图 7-35)。CT 检查左耳听小骨未显示。

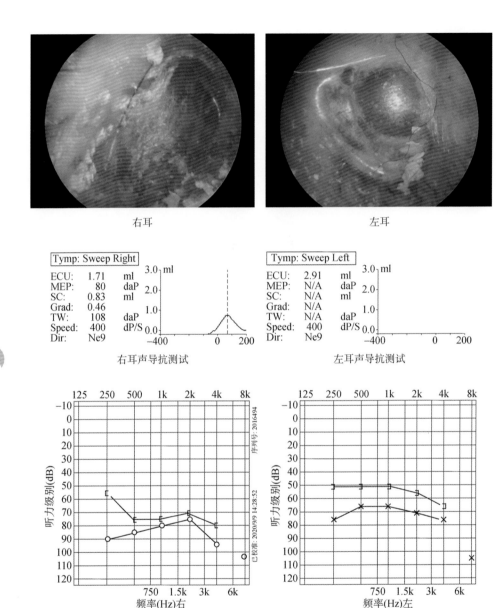

右耳

左耳

Tymp: Sweep Right		
ECU:	1.71	ml
MEP:	80	daP
SC:	0.83	ml
Grad:	0.46	
TW:	108	daP
Speed:	400	dP/S
Dir:	Ne9	

右耳声导抗测试

Tymp: Sweep Left		
ECU:	2.91	ml
MEP:	N/A	daP
SC:	N/A	ml
Grad:	N/A	
TW:	N/A	daP
Speed:	400	dP/S
Dir:	Ne9	

左耳声导抗测试

右耳纯音测听

左耳纯音测听

图 7-35　鼓室成形术(七)

病例 7-34　患者,男性,46 岁,既往患有慢性化脓性中耳炎,右耳曾行手术修补,左侧中耳炎病史。耳内镜检查见右耳鼓膜见钙化斑(图 7-36A),双耳均见新生鼓膜(图 7-36B)。

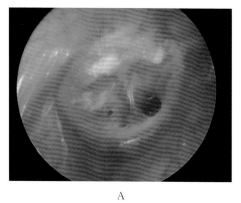
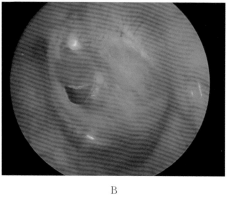

A   B

图 7‒36　鼓室成形术(八)

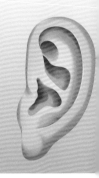

第八章　中耳胆脂瘤

中耳胆脂瘤是一类较为常见的疾病,位于上鼓室的中耳胆脂瘤,很容易被覆盖在鼓膜内陷袋口的血痂或分泌物遮挡,见到此类病变应清理后进行观察。颞骨CT检查有助于中耳胆脂瘤的诊断,该病一般需要手术治疗。

病例8-1　患者,女性,56岁,因耳道耵聍就诊。通过碳酸氢钠滴耳液浸泡后清理出耳道内的耵聍,但清理后发现右耳上鼓室外侧壁缺损,有胆脂瘤样物(图8-1A),诊断为中耳胆脂瘤,左耳松弛部内陷(图8-1B)。

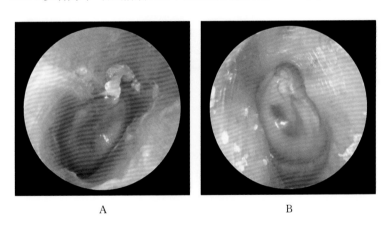

A　　　　　　　　　　　　　　B

图8-1　中耳胆脂瘤(一)

病例8-2　患者,女性,24岁,因左耳流脓1年就诊。耳内镜检查见左耳血痂伴脓性分泌物,清理后见左耳鼓膜松弛部白色胆脂瘤样物(图8-2A),诊断为左侧中耳胆脂瘤。10天后患者复诊时见左耳较多血痂样物(图8-2B),并且已完全覆盖当时的松弛部穿孔,较难清理。因此,对于没有外伤情况下的出血和血痂不应掉以轻心,血痂可能会遮挡病变。CT检查可见听小骨破坏和鼓室盾板变钝(图8-2 C、D)。

耳鼻咽喉·头颈外科临床病例图集

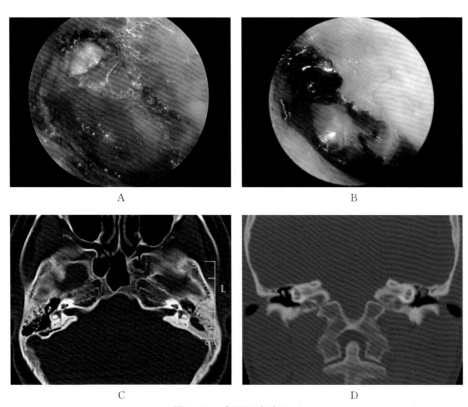

A   B

C   D

图 8-2 中耳胆脂瘤(二)

病例8-3 患者,男性,58岁,因左耳反复流脓、听力下降就诊。耳内镜检查见左耳鼓膜紧张部完整,松弛部及上鼓室外侧壁有小片痂皮覆盖(图8-3A)。痂皮覆盖较紧密,清理掉痂皮后见鼓膜松弛部内陷、穿孔(图8-3B),上鼓室外侧壁部分缺损。清理出的痂皮可见少许胆脂瘤样物,中耳内仍见少许白色

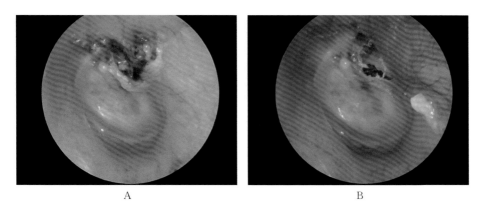

A   B

图 8-3 中耳胆脂瘤(三)

胆脂瘤样物。因此,对松弛部的痂皮一定要慎重,可能隐藏重要病变。后续 CT 检查亦可见中耳腔内的软组织影。

病例 8-4 患者,男性,62 岁,因听力下降就诊。耳内镜检查见右耳胆脂瘤样物(图 8-4A),清理后见鼓膜穿孔,鼓室内尚可见胆脂瘤珠(图 8-4B),纯音测听显示传导性聋。

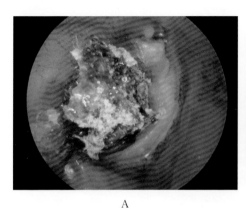 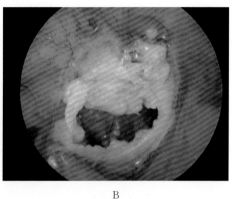

图 8-4　中耳胆脂瘤(四)

病例 8-5 患者,女性,82 岁,反复左耳溢液。耳内镜检查见左耳松弛部内陷,见胆脂瘤上皮(图 8-5A)。图 8-5 B 为 3 个月后随访时的表现。

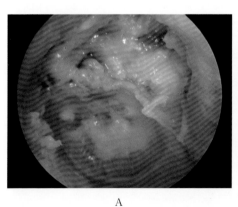

图 8-5　中耳胆脂瘤(五)

病例 8-6 患者,男性,49 岁,中耳胆脂瘤术后 7 年复诊。该患者亦同时行耳甲腔成形术(图 8-6)。

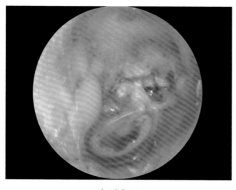
中耳表现

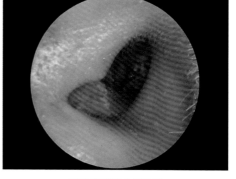
耳甲腔成形术后改变

图 8-6　中耳胆脂瘤（六）

病例 8-7　患者，男性，83岁，中耳胆脂瘤手术后多年复诊。该患者曾多次行手术治疗（图 8-7）。

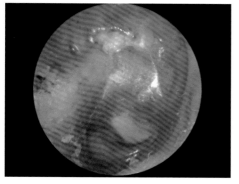
中耳表现

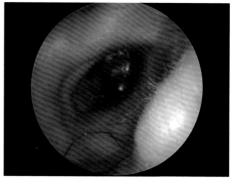
耳甲腔成形术后改变

图 8-7　中耳胆脂瘤（七）

病例 8-8　患者，男性，23岁，右耳反复流脓水8天。耳内镜检查见右耳后上穿孔伴肉芽形成（图 8-8），中耳 CT 检查提示右耳上鼓室软组织影。予头孢克洛和氧氟沙星滴耳液治疗，考虑中耳胆脂瘤。

病例 8-9　患者，男性，60岁，耳鸣1周。耳内镜检查发现左耳鼓室内肿物（图 8-9），纯音测听为双侧感音神经性聋，声导抗双侧 A 型，提示该病变并未造成传导性耳聋以及鼓室导抗的变化。后续颞骨 CT 扫描证实为左耳鼓室内的小胆脂瘤，诊断为先天性胆脂瘤。位于鼓室的先天性胆脂瘤罕见，主要表现为鼓膜后方出现白色团块影,但鼓膜完整,无内陷袋及可疑的穿孔痕迹,该患者既往无中耳炎病史。

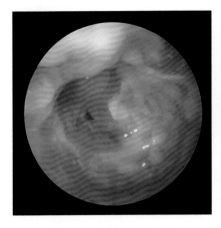

图 8-8 中耳胆脂瘤(八)

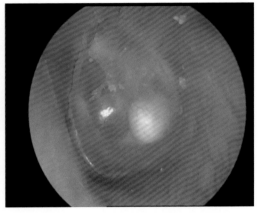

图 8-9 中耳先天性胆脂瘤(一)

病例 8-10 患者,男性,20 岁,因耳痛伴有听力下降就诊。就诊时有耳痛和听力下降(图 8-10A)。10 天后无耳痛,但仍有听力下降(图 8-10B)。

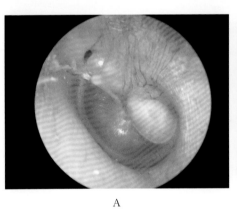

A

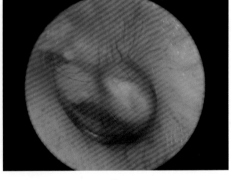

B

图 8-10 中耳先天性胆脂瘤(二)

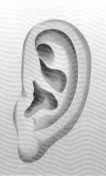

第九章　耳　外　伤

　　耳廓突出于头部两侧,在外伤情况下容易受到损伤,出现不同程度的撕裂或挫伤。构成外耳道的鼓骨较薄弱,在下颌骨受到外力撞击时容易出现骨折,从而导致后天性外耳道狭窄。而鼓膜则容易在家庭暴力、不良挖耳习惯、乘飞机或潜水时出现损伤。

第一节　开放性耳外伤

　　病例9-1　开放性耳外伤(图9-1A),使用5-0的单股尼龙线缝合(图9-1B)能够极大限度地减少瘢痕的形成。

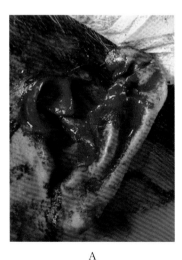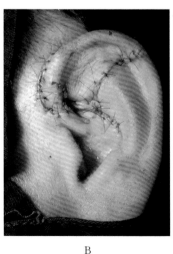

A　　　　　　　　　　　　　　B

图9-1　开放性耳外伤(一)

　　病例9-2　开放性耳外伤,软骨裸露(图9-2A),部分耳廓缺失,予以楔形修剪后缝合(图9-2B)。

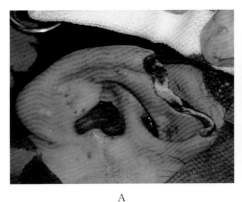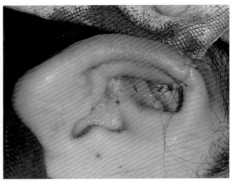

A	B

图9-2 开放性耳外伤(二)

第二节 鼓骨骨折

病例9-3 患者,男性,30岁,左耳外耳道狭窄、下壁内移,右耳正常(图9-3)。追问病史,患者曾有摔伤史。

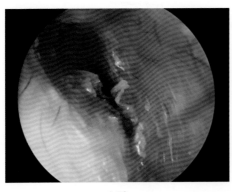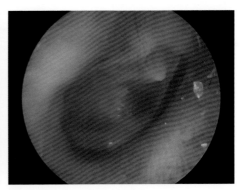

左耳	右耳

图9-3 鼓骨骨折(一)

病例9-4 患者,男性,24岁,车祸导致下颌颏部外伤,外伤后双侧外耳道出血。查体见外耳道狭窄,前下壁内移(图9-4 A、B)。CT检查提示双侧外耳道骨性部前下壁骨折(箭头处)(图9-4 C、D),确诊为外耳道骨折。

病例9-5 患者,男性,64岁,右耳外耳道塌陷、狭窄(图9-5A)。近期自觉咀嚼时右耳痛,检查见咀嚼时右耳外耳道变窄(图9-5B)。CT检查考虑先天性改变(图 9 - 5 C、D)。

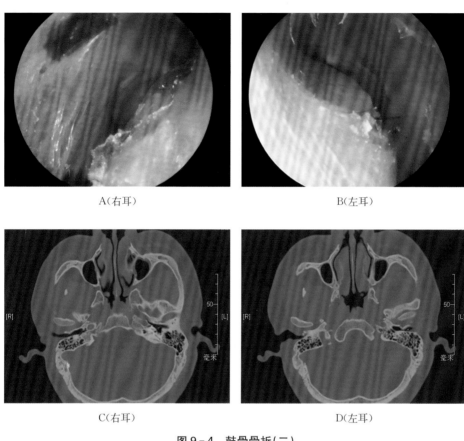

A(右耳)　　　　　　　　　　B(左耳)

C(右耳)　　　　　　　　　　D(左耳)

图 9 - 4　鼓骨骨折(二)

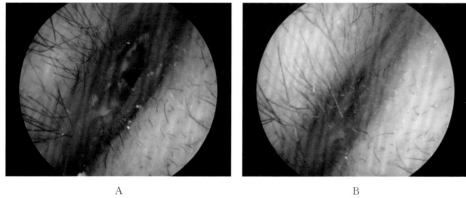

A　　　　　　　　　　　　　B

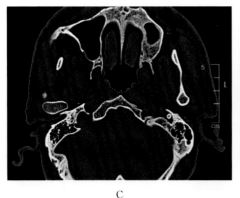
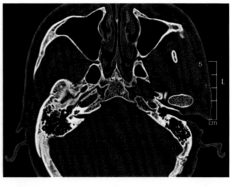

C   D

图9-5　鼓骨骨折(三)

第三节　外伤性鼓膜穿孔

病例9-6　患者,男性,15岁,左耳被打耳光2天。耳内镜检查见左耳鼓膜穿孔形状呈扇形,边缘锐利,可见少许血痂,无脓性分泌物(图9-6A),符合外伤性鼓膜穿孔表现,但1个月后即基本愈合(图9-6B)。注意鼓膜的穿孔位置在鼓膜脐部和鼓环之间。

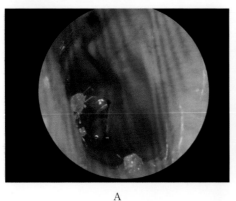
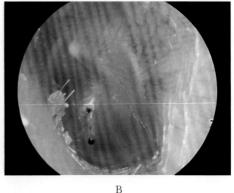

A   B

图9-6　外伤性鼓膜穿孔(一)

病例9-7　患者,女性,19岁,被打耳光后右耳闷2天余。耳内镜检查见右耳鼓膜裂隙状小穿孔,边缘见血迹(图9-7)。

病例 9-8　患者,女性,38 岁,右耳被打伤后 2 天后就诊,出现耳闷、耳鸣,听力略下降。耳内镜下见右耳外伤性鼓膜穿孔,穿孔形态锐利,位于鼓膜后方,鼓膜充血(图 9-8)。

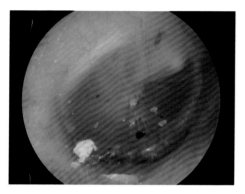
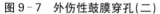

图 9-7　外伤性鼓膜穿孔(二)

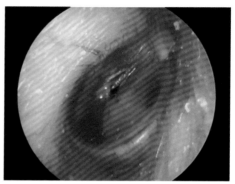

图 9-8　外伤性鼓膜穿孔(三)

病例 9-9　患者,男性,65 岁,右耳被打伤 2 天后就诊。耳内镜检查见右耳外伤性鼓膜穿孔,穿孔形状略圆,近鼓脐处有少许新生肉芽(图 9-9)。

病例 9-10　患者,女性,62 岁,左耳外伤性鼓膜穿孔(图 9-10),目前已愈合。

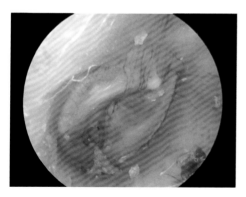

图 9-9　外伤性鼓膜穿孔(四)

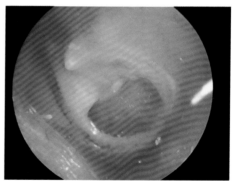

图 9-10　外伤性鼓膜穿孔(五)

病例 9-11　患者,女性,33 岁,头部碰撞后右耳闷 1 周后就诊。耳内镜检查见右耳鼓膜穿孔(图 9-11A),诊断为外伤性鼓膜穿孔,穿孔较大。声导抗测试左耳 A 型,右耳未引出(图 9-11B)。纯音测听右耳传导性耳聋(图 9-

11C),左耳听阈正常范围(图9－11D)。

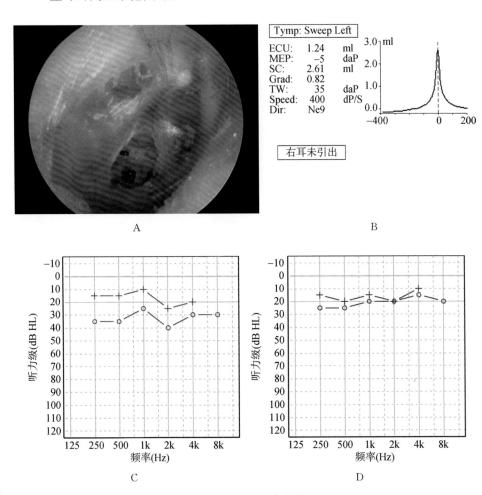

图9－11 外伤性鼓膜穿孔(六)

病例9－12 患者,女性,49岁,外伤性右耳鼓膜穿孔2月余,愈合不佳,鼓膜的穿孔处附着痂皮(图9－12A)。外伤后5个月复诊时,鼓膜仍未愈合(图9－12B)。

病例9－13 患者,男性,34岁,采耳后左耳听力下降,继而流脓水。耳内镜检查见左耳鼓膜后方大穿孔,鼓膜增厚,鼓室黏膜充血,见脓性分泌物(图9－13)。

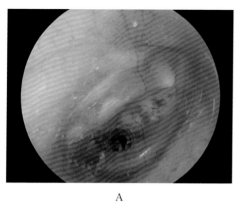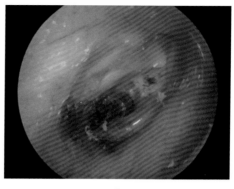

A   B

图 9‑12   外伤性鼓膜穿孔(七)

病例 9‑14   患者,男性,81 岁,挖耳致出血、听力下降,数天后出现耳道流脓。耳内镜检查见耳道充满脓性分泌物,清理后见鼓膜大穿孔,鼓室黏膜充血、水肿(图 9‑14)。挖耳导致的外伤性鼓膜穿孔位置一般位于后方,与常见中耳炎导致的常见穿孔位置有所不同。

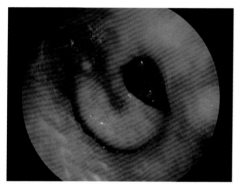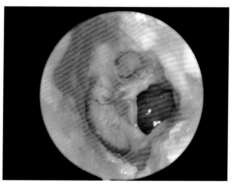

图 9‑13   外伤性鼓膜穿孔(八)   图 9‑14   外伤性鼓膜穿孔(九)

第四节   鼓膜气压伤及其他

病例 9‑15   患者,男性,29 岁,乘飞机后出现左耳疼痛,之后在打喷嚏及擤鼻涕后出现左耳疼痛。耳内镜下检查发现鼓膜无穿孔,但是锤骨柄见瘀斑(图9‑15)。

病例9-16 患者,女性,55 岁,擤鼻后出现右耳痛,诊断为鼓膜气压伤(图 9-16)。

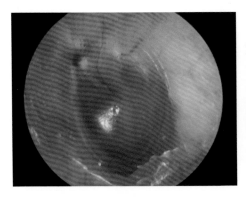 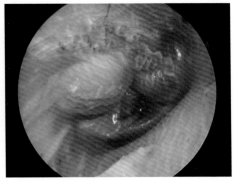

图9-15 鼓膜气压伤(一)　　　　　　　图9-16 鼓膜气压伤(二)

病例9-17 患者,女性,86 岁,向后摔倒时损伤右侧头部。耳内镜检查见左耳鼓膜松弛部淤血(图 9-17),左耳听力下降,但颞骨 CT 检查未见颞骨骨折。

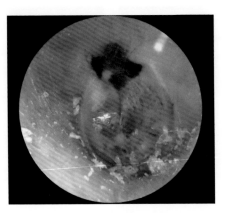

图9-17 鼓 膜 淤 血

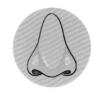

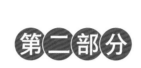

鼻　科

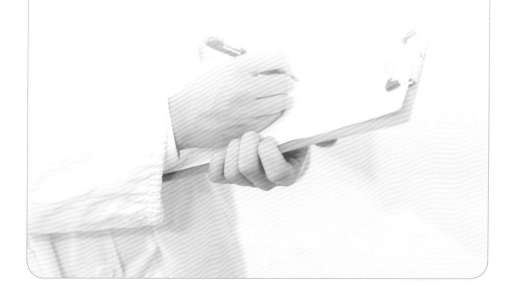

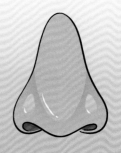

第十章 鼻的解剖

正确认识鼻腔解剖结构是准确判断和识别病变的前提，初学者往往容易将部分正常结构或变异情况认作异常，也容易误判异常为正常结构。因此，需要对正常的鼻腔结构以及鼻腔的解剖变异有一个充分的认识。

第一节 正常鼻腔结构

病例 10-1 患者，男性，31 岁，因睡眠打鼾就诊，无明显鼻塞（图 10-1）。

病例 10-2 患者，女性，75 岁。常规体检，无鼻塞、流涕等不适。鼻内镜检查见双侧鼻腔通畅，中鼻道结构清晰，未见新生物（图 10-2）。

病例 10-3 患者，女性，50 岁，正常鼻腔结构。下鼻甲、中鼻甲和上鼻甲的大小依次缩小（图 10-3），在未进行鼻腔黏膜收缩的情况下，常规的 4 mm 鼻内镜通常难以窥及上鼻甲。

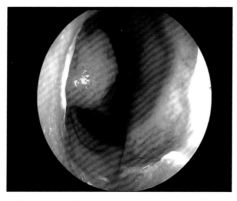

右侧总鼻道、下鼻甲，鼻阈处为黏膜和皮肤的交界

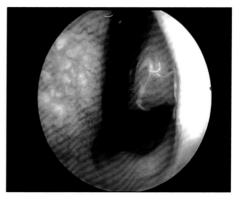

左侧总鼻道，下鼻甲前端少许分泌物，鼻中隔前端黏膜血管扩张

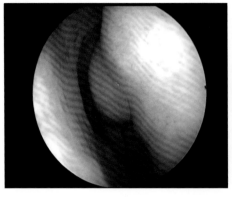

右侧中鼻甲 左侧中鼻甲

图 10‑1 正常鼻腔结构(一)

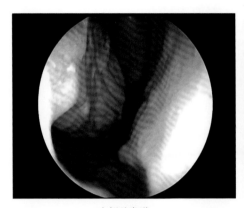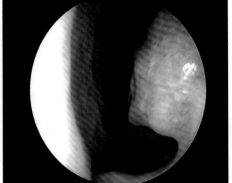

右侧总鼻道 左侧总鼻道

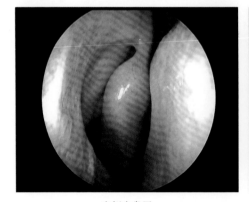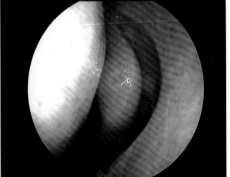

右侧中鼻甲 左侧中鼻甲

图 10‑2 正常鼻腔结构(二)

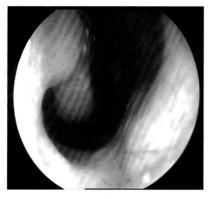

下鼻甲

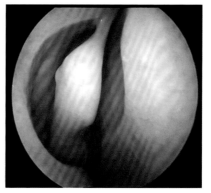

中鼻甲

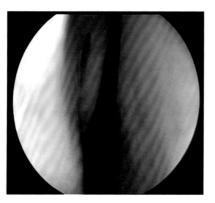

上鼻甲

图 10 - 3 正常鼻腔结构(三)

病例 10 - 4 患者,男性,59 岁。鼻内镜下可见右侧鼻泪管在下鼻道的开口(绿色箭头示),白色箭头示右侧下鼻道穹窿部(图 10 - 4)。按压眼眶泪囊窝处时,可见泪液溢出。该患者的鼻泪管鼻腔开口不明显,如不仔细观察难以发现。

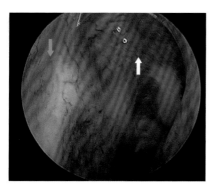
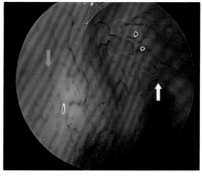

图 10 - 4 正常鼻腔结构(四)

患者,男性,47 岁,左侧鼻泪管开口(绿色箭头示),白色箭头示右侧下鼻道穹窿部(图 10‑5)。

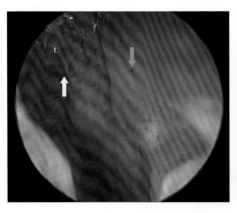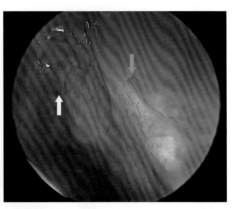

左侧 右侧

图 10‑5 正常鼻腔结构(五)

病例 10‑6 患者,男性,58 岁。鼻内镜检查可见鼻底以及鼻中隔前端的黏膜隆起(图 10‑6),但并非所有患者会有此形态。

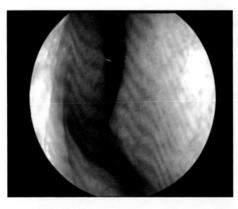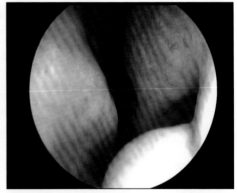

图 10‑6 正常鼻腔结构(六)

病例 10‑7 患者,男性,39 岁,常规体检,无不适。鼻内镜检查见双侧鼻腔结构正常(图 10‑7)。

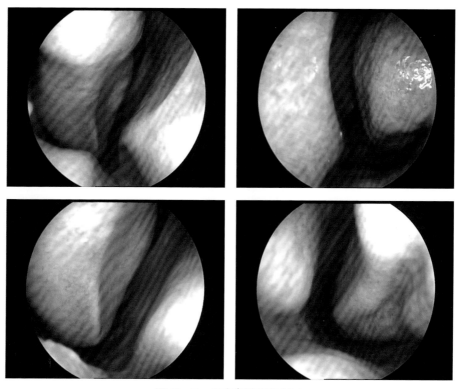

图 10 - 7　正常鼻腔结构(七)

病例 10 - 8　患者,男性,92 岁,常规体检。鼻腔结构未见异常,鼻内镜检查在右侧中鼻道可见右侧上颌窦副口(图 10 - 8)。

病例 10 - 9　患者,女性,64 岁,常规体检。查体鼻腔未见异常,30°鼻内镜下可观察到右侧蝶窦开口(图 10 - 9)。

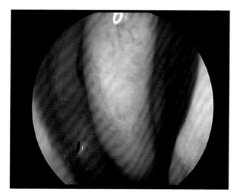

图 10 - 8　正常鼻腔结构(八)

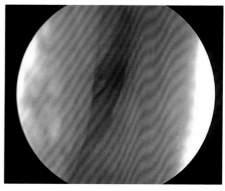

图 10 - 9　正常鼻腔结构(九)

病例 10-10 患者,女性,74 岁。查体可见右侧下鼻甲、鼻中隔及总鼻道(图 10-10A);图 10-10B 为左侧中鼻甲及中鼻道;图 10-10C 为左侧鼻咽部,咽鼓管圆枕的前方为咽鼓管咽口,后方为咽隐窝,咽隐窝是一个潜在的间隙,深约 1 cm,是鼻咽癌的好发部位;图 10-10D 为鼻咽后壁,可以同时观察到两侧的咽隐窝。该患者鼻腔结构正常。

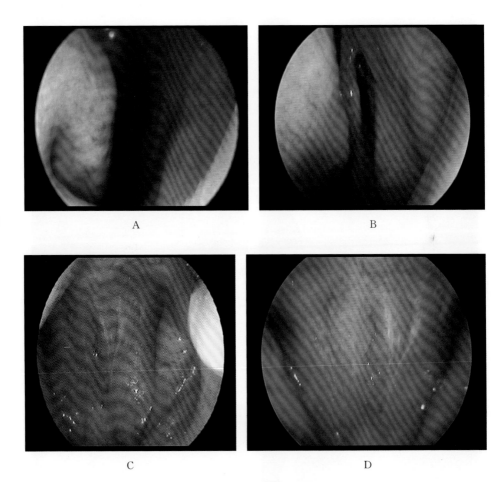

图 10-10 正常鼻腔结构(十)

病例 10-11 患者,女性,64 岁,30°鼻内镜下观察鼻腔及鼻咽部结构能够获得常规 0°鼻内镜下不易观察到的结构细节。图 10-11A 为右侧下鼻甲、中鼻甲、鼻中隔及总鼻道;图 10-11B 为右侧中鼻甲、钩突及中鼻道;图 10-11C 为右侧中鼻甲根部、中鼻道及蝶筛隐窝;图 10-11D 显示右侧下鼻甲根部与咽鼓管圆枕、咽隐窝的位置关系;图 10 - 11E 为右侧咽鼓管咽口;图 10 - 11F 为右侧咽隐窝内部,而在 0°鼻内镜下无法看到咽隐窝内部结构。

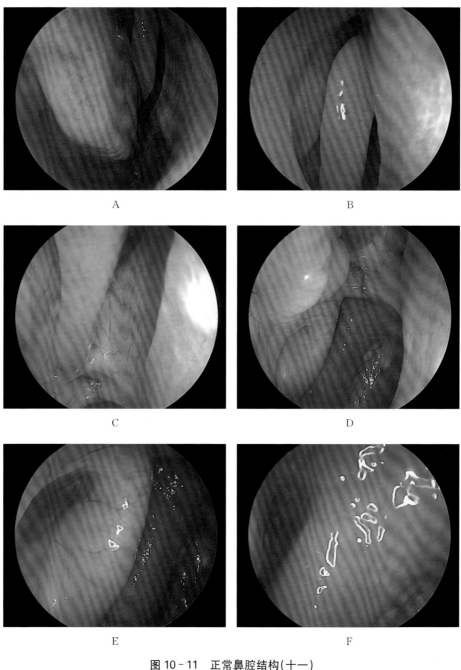

A

B

C

D

E

F

图 10 - 11　正常鼻腔结构(十一)

病例 10 - 12　　患者,女性,28 岁,图 10 - 12 分别显示右侧正常的鼻甲、沟突、筛泡和上半月裂,并且可以见到右侧上颌窦的分泌物沿鼻腔外侧壁向后方引流。

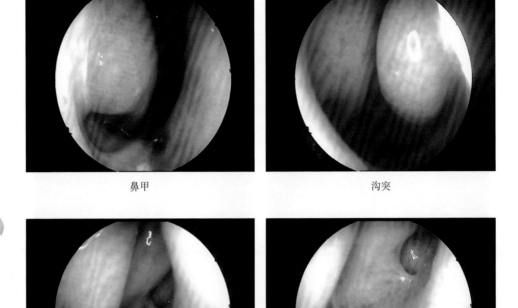

鼻甲　　　　　　　　　　　　　　　沟突

中鼻道　　　　　　　　　　　　右侧上颌窦分泌物

图 10 - 12　正常鼻腔结构(十二)

病例 10 - 13　　患者,女性,61 岁。鼻内镜检查见鼻中隔左侧前下端黏膜上一光滑凹陷,称为犁鼻器(图 10 - 13)。犁鼻器一般位于鼻中隔前端软骨上,呈一圆形浅坑或洼,像一小片溃疡。犁鼻器是一个残留在人体内作用不明确的嗅觉器官,不能把它和鼻中隔溃疡混淆。

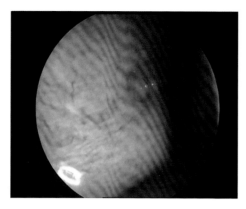
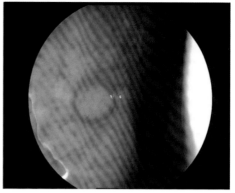

图 10 - 13　犁　鼻　器

第二节　鼻中隔偏曲

　　鼻中隔偏曲时,凹陷一侧会出现黏膜迂曲的情况。鼻中隔偏曲导致凸起侧的鼻腔黏膜容易损伤,易引起鼻出血,且因机械堵塞易引起鼻塞。当中隔偏曲的位置堵塞鼻窦开口时还可能引起鼻窦炎,需要行鼻中隔矫正手术。

　　病例 10 - 14　患者,女性,60 岁,因鼻塞就诊。鼻内镜检查见鼻中隔向右偏曲,可见鼻中隔左侧偏曲处对侧黏膜凹陷,形成褶皱样外观(图 10 - 14)。

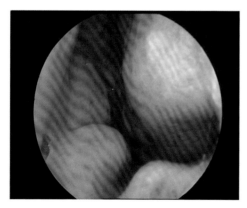
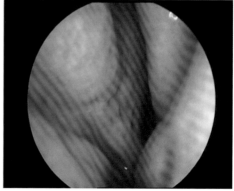

图 10 - 14　鼻中隔偏曲(一)

　　病例 10 - 15　患者,男性,58 岁,因反复鼻出血就诊。鼻内镜检查鼻中隔右侧见棘突(图 10 - 15)。

患者,男性,80 岁,鼻内镜检查鼻中隔左侧见棘突(图 10-16)。由于突起部位的鼻中隔黏膜菲薄,血管易损伤出血。

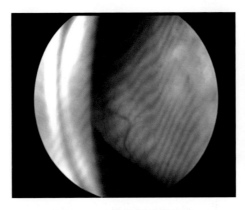 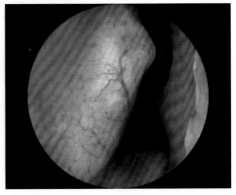

图 10-15 鼻中隔偏曲(二)　　　　　　图 10-16 鼻中隔偏曲(三)

病例 10-17 患者,男性,66 岁。鼻内镜检查发现右侧鼻腔棘突(图 10-17),无不适主诉。

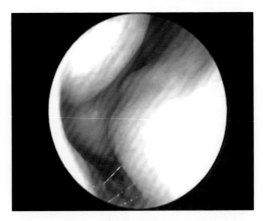

图 10-17 鼻中隔偏曲(四)

病例 10-18 患者,男性,30 岁,因左侧反复鼻出血就诊。鼻内镜下见鼻中隔左偏(图 10-18A),偏曲中隔表面的黏膜糜烂(图 10-18B),易出血。

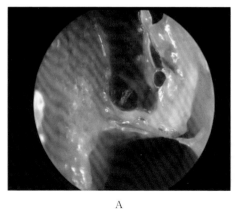

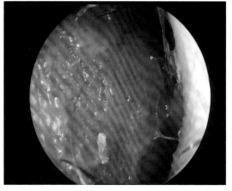

A	B

图 10 - 18　鼻中隔偏曲(五)

病例 10 - 19 　患者,男性,59 岁。反复流脓涕 2 月余,抗感染治疗无效。CT 检查示左侧上颌窦炎,鼻中隔左偏,可见上颌窦软组织灶低密度影(图 10 - 19 A、B)。遂行手术治疗,术中见左侧中鼻道几乎完全被偏曲的鼻中隔遮挡,无法完全暴露(图 10 - 19 C、D)。经行鼻中隔偏曲矫正术后(图 10 - 19E),充分暴露左侧中鼻道(图 10 - 19F),切开肥大、肿胀、息肉样变的钩突(图 10 - 19G)后见中鼻道内的真菌团块(图 10 - 19 H)。因此,对于该患者,鼻中隔偏曲并不影响患者主观的通气,但对于疾病的治疗来说却十分必要。

病例 10 - 20 　患者,男性,67 岁,因鼻塞、流脓涕就诊。鼻内镜检查见右侧蝶窦炎伴鼻息肉,鼻中隔偏曲(图 10 - 20A)。CT 检查可清晰看到鼻中隔右侧棘突(图 10 - 20B),右侧蝶窦炎伴鼻息肉(图 10 - 20C)。该患者偏曲的中隔棘突

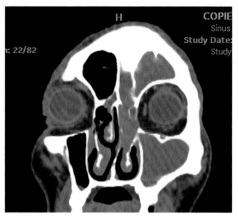

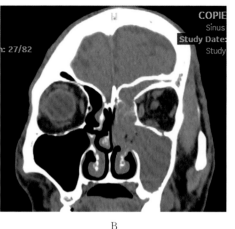

A	B

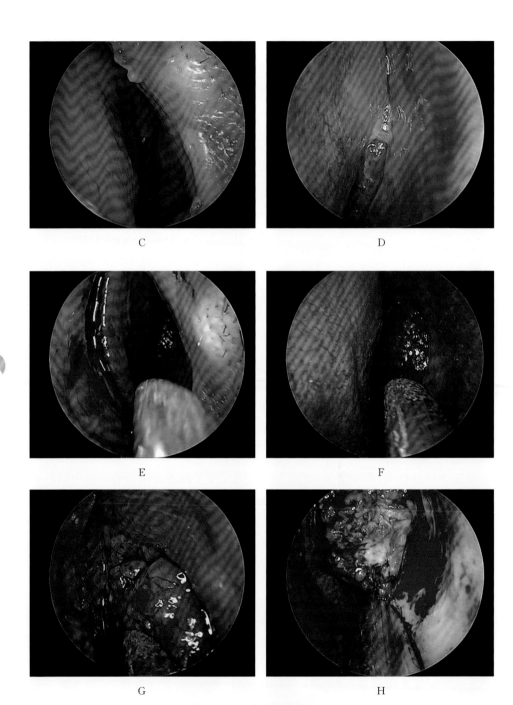

图 10-19　鼻中隔偏曲(六)

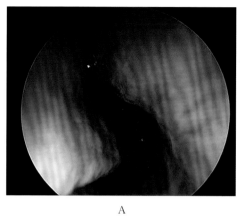

A

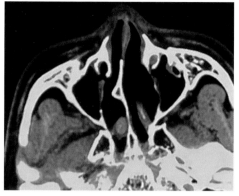

B

C

图 10 - 20　鼻中隔偏曲（七）

影响右侧蝶窦的引流，导致蝶窦炎和息肉的产生，术中行棘突切除后方能顺利进行蝶窦手术。

第三节　中鼻甲反向

病例 10 - 21　患者，女性，36 岁，双侧中鼻甲反向（图 10 - 21），无不适主诉。

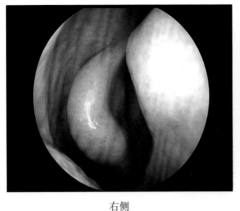
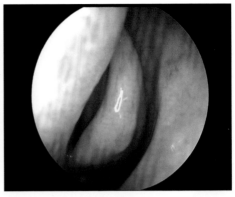

右侧 左侧

图 10‑21 中鼻甲反向

第四节 鼻底黏膜隆起

病例 10‑22 患者,女性,35 岁,慢性鼻炎、下鼻甲肿胀。鼻内镜检查鼻底见黏膜隆起(图 10‑22A),在下鼻甲的后端可见黏膜的凹陷(图 10‑22B)。这样的黏膜隆起在很多患者的鼻腔中可以见到,并非病变组织。

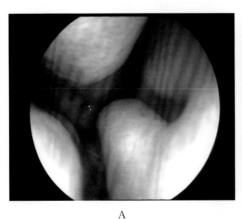
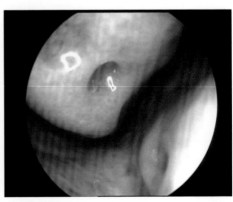

A B

图 10‑22 鼻底黏膜隆起

第五节 鼻中隔穿孔

鼻中隔穿孔并不十分常见,但初学者容易将犁鼻器误认为鼻中隔穿孔,应注意鉴别。

病例 10-23 患者,男性,56 岁,鼻中隔前端小穿孔(图 10-23),既往有数次鼻内镜下鼻腔鼻窦内翻性乳头状瘤手术史。

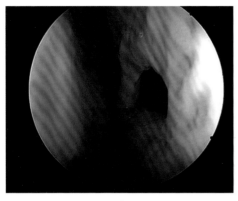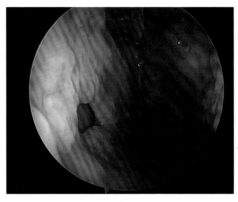

右侧 左侧

图 10-23 鼻中隔穿孔(一)

病例 10-24 患者,男性,80 岁,体检时发现鼻中隔穿孔(图 10-24),无不适。

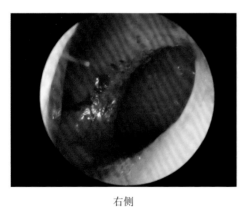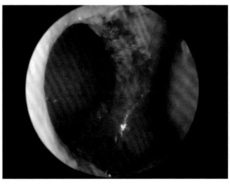

右侧 左侧

图 10-24 鼻中隔穿孔(二)

病例 10-25 患者,男性,62 岁,患有抗中性粒细胞胞质抗体(antineutrophil cytoplasmic antibody,ANCA)相关性血管炎。由于该病导致鼻中隔穿孔,鼻腔较多干痂(图 10-25)。

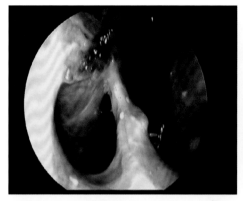

清理前

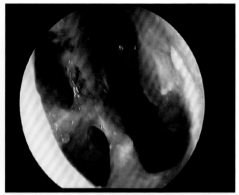

清理后

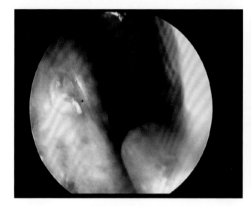

鼻中隔右侧面溃疡

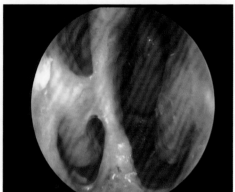

15 个月后复查

图 10 - 25　鼻中隔穿孔(三)

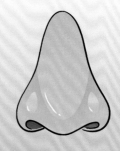

第十一章 鼻出血及其处理

鼻出血十分常见，可由鼻病引起，亦可由全身疾病所致。正常人群鼻出血的发生率可高达 60%；高发于 10 岁以下及 50 岁以上人群，男性多于女性。小儿及青少年鼻出血大多在鼻腔前部，具体为鼻中隔前下方易出血区，即利特尔区。40 岁以上人群鼻出血则多发生在鼻腔后部。门诊和急诊均可遇到此类患者，血管扩张和小血管瘤导致的出血，可在门诊予以烧灼处理，黏膜糜烂可予金霉素眼膏局部涂抹。此外，有一些鼻出血是继发于鼻腔或者鼻咽部恶性肿瘤，有时出血十分剧烈，严重时可致患者死亡。对于此类患者，应注意留院观察或住院观察及治疗，并注意检查血常规指标，评估血容量的丢失情况。

第一节 鼻 出 血

病例 11-1　患者，男性，23 岁，因左侧鼻出血就诊。鼻内镜下见鼻中隔左侧前下端血性分泌物（图 11-1A）；用肾上腺素棉片收敛后，见鼻中隔左侧前下端黏膜血管扩张明显（图 11-1B）。

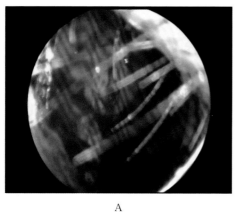
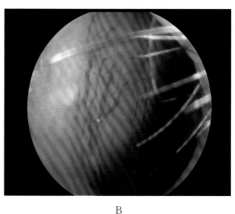

A　　　　　　　　　　　　　　　　B

图 11-1 鼻出血（一）

第十一章　鼻出血及其处理

159

病例 11-2 患者，男性，57 岁，因左鼻出血就诊。鼻内镜下见自鼻中隔和鼻腔前庭的交界处开始，可观察到明显的鼻中隔黏膜血管扩张（图 11-2A），鼻中隔右侧黏膜未见血管扩张（图 11-2B）。

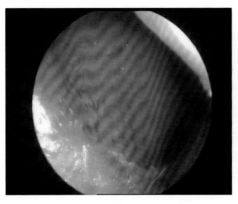
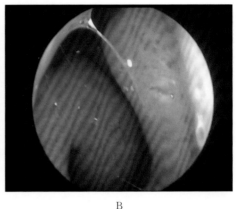

A   B

图 11-2 鼻出血（二）

病例 11-3 患者，男性，73 岁，反复鼻出血 1 月余。鼻内镜检查见右侧下鼻甲内侧血管瘤样物（图 11-3）。

病例 11-4 患者，男性，82 岁，反复右侧鼻出血。鼻内镜检查见鼻中隔右侧前下端黏膜隆起，局部血管聚集（图 11-4）。

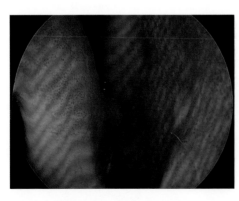
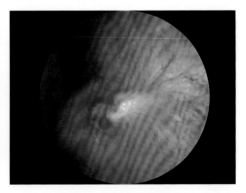

图 11-3 鼻出血（三）   图 11-4 鼻出血（四）

病例 11-5 患者，女性，61 岁，反复鼻出血以及低氧血症多年。鼻内镜检查双侧鼻腔见多发的毛细血管扩张（图 11-5）。肺部 CT 检查见双肺多发动静脉畸形,经介入治疗后低氧血症改善。因鼻出血也曾行反复的鼻腔电凝止血,但仍反复出血。该患者符合遗传性出血性毛细血管扩张症的诊断,为常染色体显性遗传病。

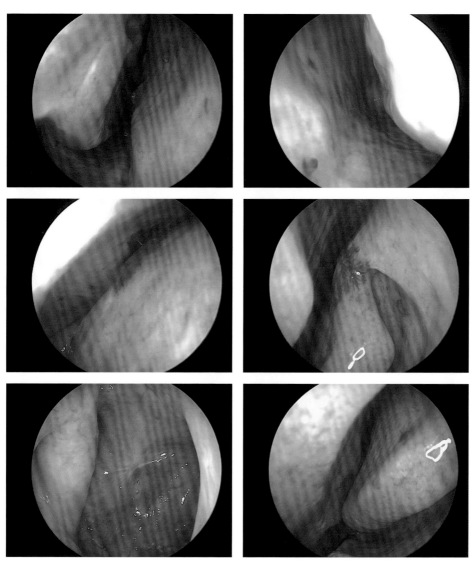

右侧鼻腔   左侧鼻腔

图 11-5　遗传性毛细血管扩张症(一)

病例 11-6　患者,女性,36 岁,反复鼻出血 10 余年,体检发现肝占位 2 周。鼻内镜检查见鼻腔及中隔黏膜多发、散在的扩张毛细血管团,还有一处新鲜出血灶(图 11 - 6 A~D);舌体及口唇见散在血管团(图 11 - 7 E、F),双前臂亦见点状毛细血管扩张。外院磁共振成像(magnetic resonance imaging,MRI)检查显示肝动脉延长扭曲、肝内小动脉瘤、肝动脉-静脉瘘,符合遗传性毛细血管扩张症。患者诉其父亲有类似皮肤外观,但无内脏血管畸形。

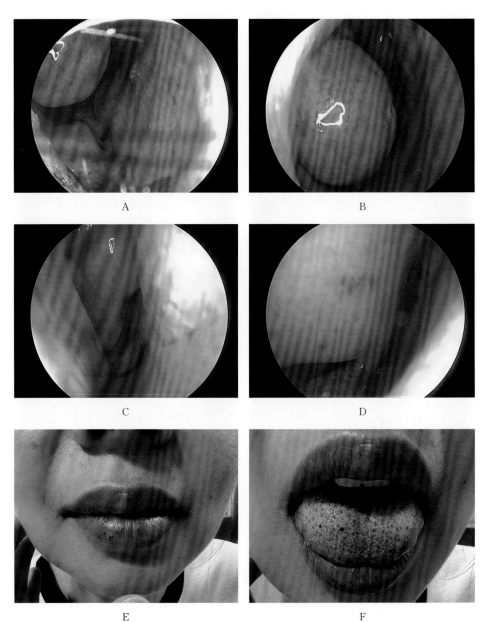

图 11 - 6　遗传性毛细血管扩张症(二)

第二节　鼻出血处理

病例 11-7 患者,男性,42岁,反复左鼻出血1周。鼻内镜下见左侧下鼻甲前下端黏膜血管扩张(图11-7 A～C),予铬酸烧灼止血(图11-7D)。中华医学会的鼻出血处理指南所推荐的流程如图11-7E所示。

病例 11-8 患者,男性,49岁,因鼻出血就诊。检查过程中右侧鼻腔活动性出血,量较多,予肾上腺素棉片收敛。鼻内镜检查见右侧鼻腔中隔前下方一出血点(图11-8A),予铬酸烧灼止血(图11-8 B～D)。

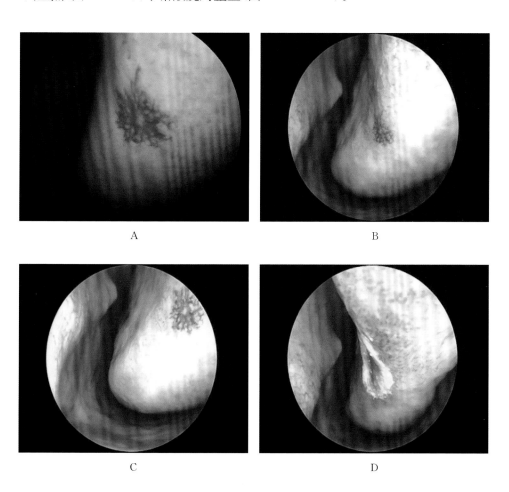

A

B

C

D

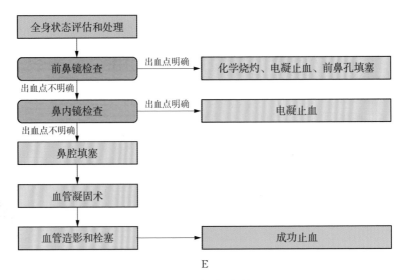

```
┌─────────────────────┐
│   全身状态评估和处理    │
└─────────────────────┘
          │
          ▼
┌─────────────────────┐  出血点明确   ┌──────────────────────────────┐
│     前鼻镜检查        │──────────→│  化学烧灼、电凝止血、前鼻孔填塞   │
└─────────────────────┘           └──────────────────────────────┘
  出血点不明确 │
          ▼
┌─────────────────────┐  出血点明确   ┌──────────────────────────────┐
│     鼻内镜检查        │──────────→│          电凝止血             │
└─────────────────────┘           └──────────────────────────────┘
  出血点不明确 │
          ▼
┌─────────────────────┐
│      鼻腔填塞         │
└─────────────────────┘
          │
          ▼
┌─────────────────────┐
│     血管凝固术        │
└─────────────────────┘
          │
          ▼
┌─────────────────────┐           ┌──────────────────────────────┐
│    血管造影和栓塞      │──────────→│          成功止血             │
└─────────────────────┘           └──────────────────────────────┘
```

E

图 11 - 7 鼻 出 血 处 理

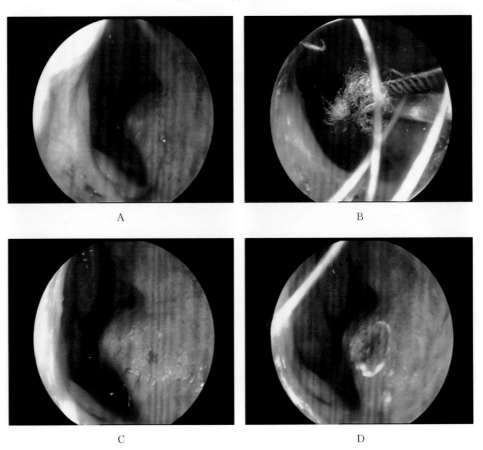

A   B

C   D

图 11 - 8 鼻出血处理(二)

耳鼻咽喉·头颈外科临床病例图集

病例 11-9　　患者,女性,35 岁,反复鼻出血 1 年。鼻内镜检查见鼻中隔左侧前下端小血管瘤样物(图 11-9A),予以铬酸烧灼(图 11-9B),后未再出血。

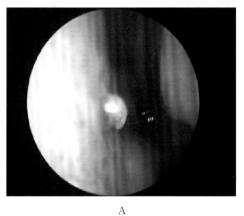
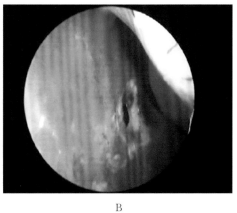

A　　　　　　　　　　　　　　　　　　　　B

图 11-9　鼻出血处理(二)

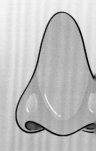

第十二章　鼻部炎性疾病

鼻部的炎性疾病种类繁多,发病率高,临床十分常见,主要表现为鼻塞、流鼻涕、鼻痒、打喷嚏以及鼻出血,部分患者还有鼻部的疼痛不适。针对不同的疾病,处理方式不同,应注意鉴别。

第一节　慢性鼻炎

病例 12-1　患者,男性,51岁,因鼻塞就诊。鼻内镜检查见鼻中隔左偏,双侧下鼻甲肥大(图12-1),诊断为慢性鼻炎。

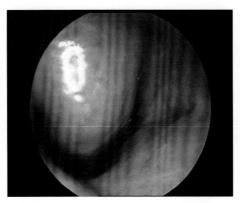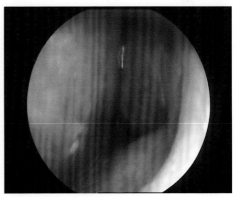

图 12-1　慢性鼻炎

第二节　干燥性鼻炎

病例 12-2　患者,男性,66岁,因鼻腔干燥不适就诊。鼻内镜检查见双侧鼻腔黏膜干燥,较多结痂(图12-2),诊断为干燥性鼻炎。

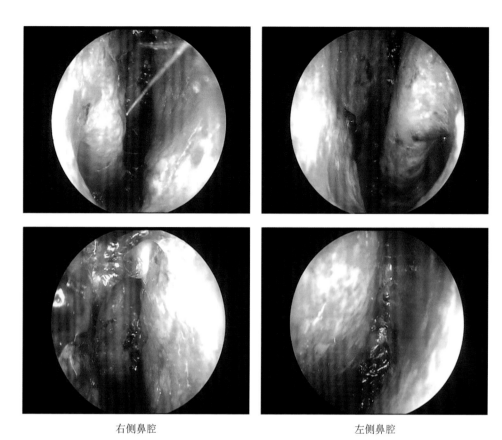

右侧鼻腔　　　　　　　　　　　　　　左侧鼻腔

图 12-2　干燥性鼻炎

第三节　过敏性鼻炎

　　过敏性鼻炎是一类十分常见的疾病,典型症状为晨起鼻塞、鼻痒、打喷嚏、流清水样鼻涕。检查见鼻腔黏膜苍白或呈淡紫色,并可见水样分泌物,有时亦可见息肉样变的黏膜,甚至形成鼻息肉。

　　病例 12-3　患者,男性,33 岁,因鼻塞、鼻痒、流涕、打喷嚏就诊。鼻内镜检查见鼻中隔左偏,鼻腔黏膜苍白,鼻甲肿胀,右侧下鼻甲前端息肉样变(图 12-3 A～C)。注意观察苍白的鼻腔黏膜和淡红色的鼻咽部黏膜(图 12-3D)。

　　病例 12-4　患者,女性,21 岁,因鼻塞、鼻痒、流涕、打喷嚏就诊。鼻内镜检查见鼻腔黏膜苍白,注意观察苍白的鼻腔黏膜和淡红色的鼻咽部黏膜(图 12-4)。

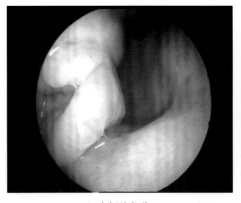
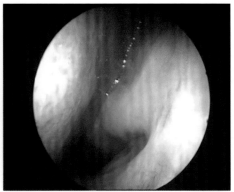

A(右侧总鼻道)   B(左侧总鼻道)

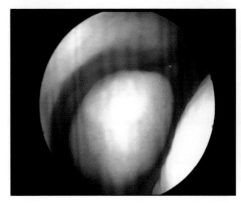
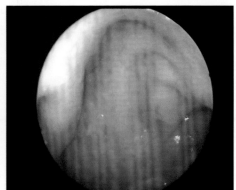

C(右侧中鼻甲)   D(鼻咽部右侧)

图 12 - 3 过敏性鼻炎(一)

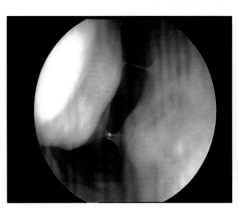
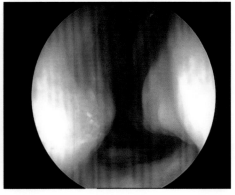

右侧总鼻道   左侧总鼻道

耳鼻咽喉·头颈外科临床病例图集

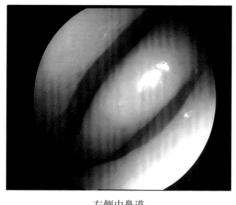

左侧中鼻道   鼻咽部左侧

图 12 - 4　过敏性鼻炎(二)

病例 12 - 5　患者,男性,52 岁,因反复鼻痒、打喷嚏、鼻塞、流鼻涕就诊。鼻内镜检查见鼻甲肿胀,呈淡紫色(图 12 - 5 A、B),诊断为过敏性鼻炎。鼻咽顶后部尚可见囊肿样物(图 12 - 5 C、D)。

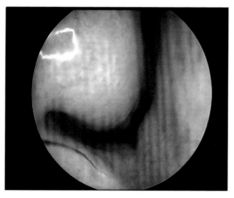

A(右侧总鼻道)

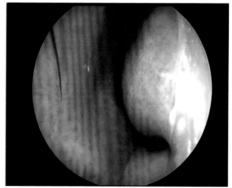

B(左侧总鼻道)

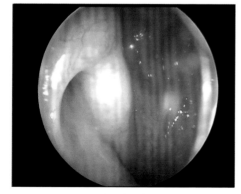

C(鼻咽部右侧)

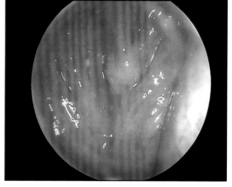

D(鼻咽部左侧)

图 12 - 5　过敏性鼻炎(三)

第四节　萎缩性鼻炎

病例 12-6　患者,男性,59 岁,因反复流脓鼻涕、嗅觉减退多年,伴鼻腔干痂多就诊。鼻内镜检查见双侧鼻腔较多黄绿色干痂附着在中鼻甲周围,鼻甲明显萎缩,中鼻甲为甚(图 12-6 A～E),清理后可见鼻腔黏膜充血、局部颗粒样

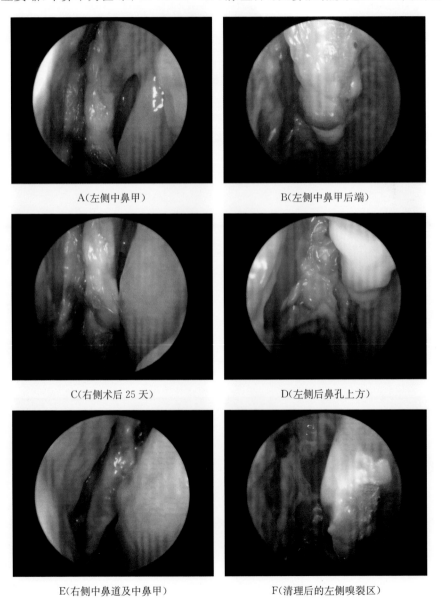

A(左侧中鼻甲)　　　　　　　　　　B(左侧中鼻甲后端)

C(右侧术后 25 天)　　　　　　　　D(左侧后鼻孔上方)

E(右侧中鼻道及中鼻甲)　　　　　　F(清理后的左侧嗅裂区)

图 12-6　萎缩性鼻炎

耳鼻咽喉·头颈外科临床病例图集

外观,干痂有异味(图 12 - 6F)。诊断为萎缩性鼻炎。

第五节 急性鼻窦炎

病例 12 - 7 患者,女性,39 岁,因左侧面颊部及眼眶疼痛、脓涕多而就诊。按压左侧上颌窦及额窦投影区有压痛,鼻内镜下见鼻腔黏膜充血,左侧中鼻道、左侧嗅裂、右侧中鼻道及总鼻道见脓性分泌物(图 12 - 7)。

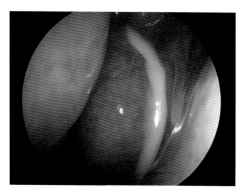
左侧中鼻道

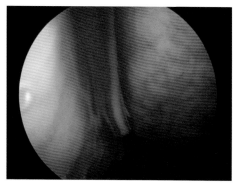
左侧嗅裂

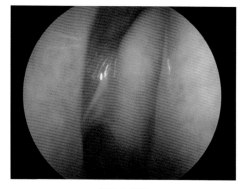
右侧中鼻道

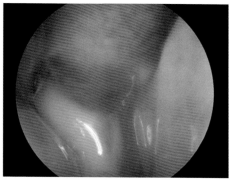
右侧总鼻道

图 12 - 7 急性鼻窦炎

第六节 慢性鼻窦炎

慢性鼻窦炎是一种常见病,中国人群慢性鼻窦炎总体患病率为 8%。慢性鼻窦炎在临床上可以分为慢性鼻窦炎不伴鼻息肉和慢性鼻窦炎伴鼻息肉，一般首选药物治疗，对于药物治疗效果不佳的慢性鼻窦炎可采用手术治疗。鼻内镜术后首次复查一般在术后2周左右，之后每2周1次，多数患者在术后1个月复查时已基本上皮化，一般复查3次左右。在3～6个月内需要随访，手术疗效评估的时间近期为1年，远期为3年。

对鼻窦炎病变范围的评估推荐使用鼻窦CT扫描Lund-Mackay评分法（表12-1）。鼻内镜检查量化评估则采用Lund-Kennedy评分法（表12-2）。慢性鼻窦炎患者骨炎的发生率为33.83%～53.89%，CT检查表现为骨质的增生性变化或骨质吸收。鼻窦骨质变化推荐使用鼻窦整体骨炎评分系统。

表12-1　鼻窦CT扫描Lund-Mackay评分表

鼻窦系统	左侧	右侧
上颌窦		
前组筛窦		
后组筛窦		
蝶窦		
额窦		
窦口鼻窦复合体		
每侧总分		

评分标准　①鼻窦：0分=无异常，1分=部分浑浊，2分=全部浑浊；②窦口鼻道复合体：0分=无阻塞，2分=阻塞；③每侧0～12分，总分0～24分

表12-2　鼻内镜检查Lund-Kennedy评分表

特征	侧别	基线	3个月	6个月	1年
息肉	左				
	右				
水肿	左				
	右				
鼻漏	左				
	右				
瘢痕	左				
	右				

特征	侧别	基线	3个月	6个月	1年
结痂	左				
	右				

评分标准　①息肉:0分=无息肉,1分=息肉仅在中鼻道,2分=息肉超出中鼻道;②水肿:0分=无,1分=轻度,2分=严重;③鼻漏:0分=无,1分=清亮、稀薄鼻漏,2分=黏稠、脓性鼻漏;④瘢痕:0分=无,1分=轻,2分=重(仅用于手术疗效评定);⑤结痂:0分=无,1分=轻,2分=重(仅用于手术疗效评定);每侧0~10分,总分0~20分

表12-3　鼻窦整体骨炎评分系统(GOSS)

分值	评 分 细 则
1分	窦壁骨炎范围≤50%,骨炎厚度<3 mm
2分	窦壁骨炎范围≤50%,骨炎厚度3~5 mm
3分	窦壁骨炎范围≤50%,骨炎厚度>5 mm;或窦壁骨炎范围>50%,骨炎厚度<3 mm
4分	窦壁骨炎范围>50%,骨炎厚度3~5 mm
5分	窦壁骨炎范围>50%,骨炎厚度>5 mm

评分标准　①每个鼻窦得分范围0~5分,所有鼻窦(双侧额窦、前组筛窦、后组筛窦、上颌窦、蝶窦)得分相加得出总分(0~50分);②骨炎分级:<5分为1级(无意义骨炎),5~20分为2级(轻度骨炎),21~35分为3级(中度骨炎),>35分为4级(重度骨炎)

病例 12-8　患者,男性,52岁。鼻内镜检查见鼻腔黏膜充血,下鼻甲肿胀(图12-8A),右侧中鼻道后方见白色脓性分泌物(图12-8B)。临床诊断为慢性鼻窦炎。

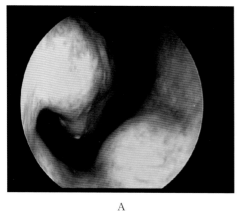
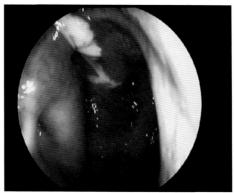

A　　　　　　　　　　　　　　B

图 12-8　慢性鼻窦炎(一)

病例 12-9 患者,男性,73岁,反复鼻塞流涕20年,曾有2次(分别为28年前和23年前)鼻窦炎鼻息肉手术史。CT检查见双侧窦腔浑浊,鼻道见软组织影,右侧上颌窦可见柯陆氏手术入路痕迹(图12-9)。

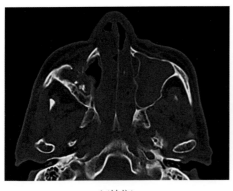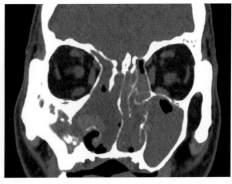

A(轴位)　　　　　　　　　　　　　　　　　B(冠状位)

图 12-9　慢性鼻窦炎(二)

病例 12-10 患者,男性,54岁,右侧鼻塞、流脓涕10余年。鼻内镜检查见右侧鼻甲肿胀,中鼻道及鼻咽部均见脓涕(图12-10)。CT检查见右侧上颌窦及筛窦软组织密度影。

病例 12-11 患者,男性,50岁,主诉鼻塞。鼻内镜检查见右侧鼻腔总鼻道(图12-11A),以及右侧嗅裂和蝶筛隐窝处息肉样物(图12-11B)。

病例 12-12 患者,女性,24岁,诊断为慢性鼻窦炎伴鼻息肉。鼻内镜检查见左侧中鼻道内的息肉(图12-12A),中鼻道后方尚可见条状的脓性分泌物(图12-12B)。

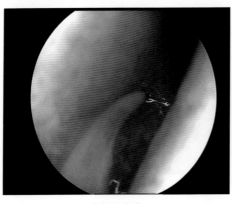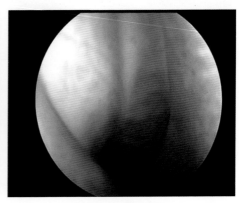

右侧中鼻道　　　　　　　　　　　　　　　右侧中鼻道肥大的钩突

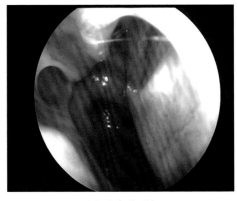
右侧中鼻道后端

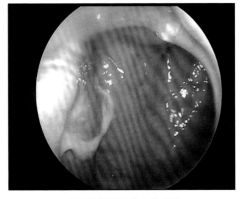
右侧咽鼓管圆枕和鼻咽部

图 12 - 10 慢性鼻窦炎(三)

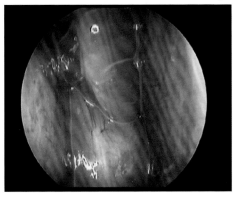
A

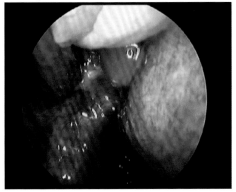
B

图 12 - 11 慢性鼻窦炎伴鼻息肉(一)

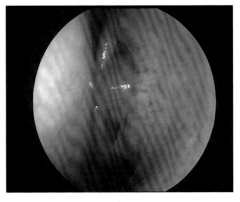
A

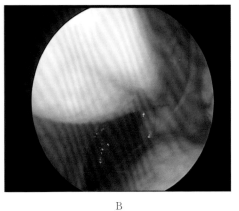
B

图 12 - 12 慢性鼻窦炎伴鼻息肉(二)

病例 12-13 患者,男性,54 岁,诊断为鼻息肉。鼻内镜检查见鼻息肉起自中鼻道,向下脱垂至总鼻道,与下鼻甲相贴(图 12-3)。

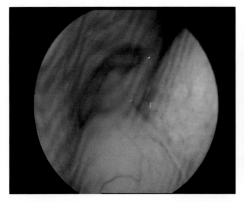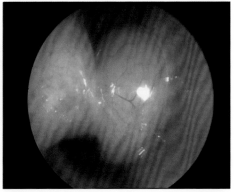

图 12-13 鼻息肉(一)

病例 12-14 患者,男性,64 岁,因慢性鼻炎就诊。鼻内镜检查见嗅裂鼻息肉,诊断为鼻息肉(图 12-14)。

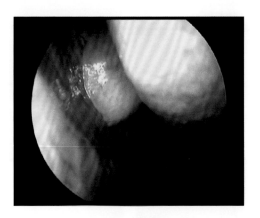

图 12-14 鼻息肉(二)

病例 12-15 患者,男性,48 岁,右耳听力下降 2 个月。鼻内镜检查见右侧中鼻道脓性分泌物(图 12-15A)流向右侧咽鼓管咽口(图 12-15B);右侧鼓膜内陷,有积液(图 12-15C),CT 检查见右侧慢性鼻窦炎。术中见右侧中鼻道及咽鼓管咽口脓性分泌物。该患者无鼻塞、流涕症状,但查体和 CT 检查诊断为慢性鼻窦炎、慢性分泌性中耳炎,予以功能性鼻内镜手术以及鼓膜置管治疗。患者 1 个半月随访时见右侧鼓膜通气管位置良好,鼓膜无内陷,鼓室无积液(图

12-15D）；上颌窦开口上皮化良好，流向咽鼓管咽口处的分泌物明显减少，且稀薄（图 12-15 E、F）。

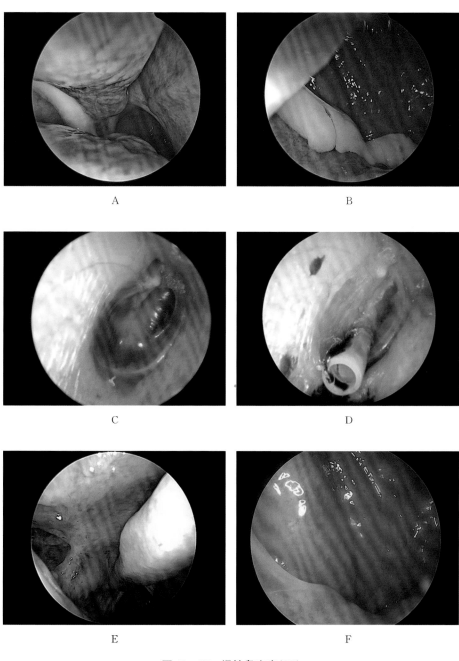

A

B

C

D

E

F

图 12-15 慢性鼻窦炎（四）

病例 12-16　患者,男性,78 岁,慢性鼻窦炎鼻息肉术后随访过程如图 12-16 所示。注意两侧蝶窦开口的大小,以及术后恢复过程。左侧蝶窦开口较大,术后上皮化后愈合良好;右侧蝶窦开口较小,术后随着愈合过程逐渐变小。

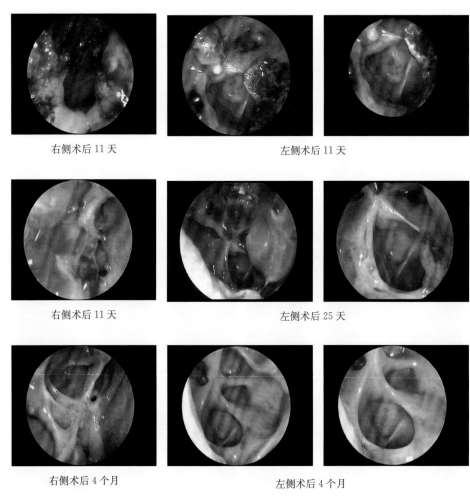

右侧术后 11 天　　　　　　　　左侧术后 11 天

右侧术后 11 天　　　　　　　　左侧术后 25 天

右侧术后 4 个月　　　　　　　　左侧术后 4 个月

图 12-16　慢性鼻窦炎术后随访(一)

病例 12-17　患者,男性,33 岁,因鼻塞、流脓涕就诊。鼻内镜检查见双侧中鼻道息肉样物,诊断为慢性鼻窦炎伴鼻息肉。行手术治疗并放置鼻窦支架。术后随访,30 天时没有上皮化,有很多囊泡,清理后有黄色液体流出(图 12-17)。

耳鼻咽喉·头颈外科临床病例图集

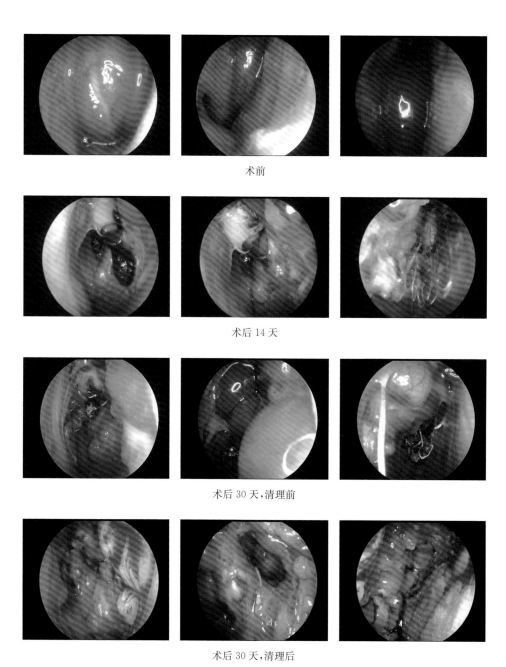

术前

术后 14 天

术后 30 天,清理前

术后 30 天,清理后

图 12 - 17　慢性鼻窦炎术后随访(二)

病例 12 - 18　患者,女性,63 岁,双侧鼻窦炎手术后 10 个月复诊。图 12 - 18 为鼻内镜检查结果。

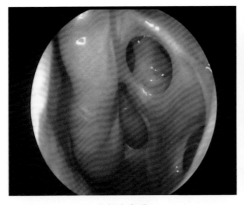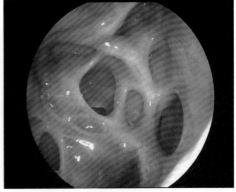

左侧中鼻道　　　　　　　　　　　　　右侧中鼻道

图 12‑18　慢性鼻窦炎术后随访（三）

病例 12‑19　患者,男性,39 岁,双侧鼻息肉手术后 10 年复查,无不适。鼻内镜检查结果如图 12‑19 所示。

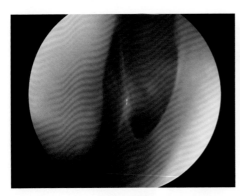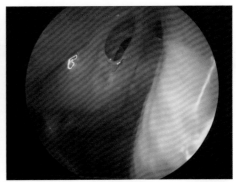

左侧中鼻道　　　　　　　　　　　　　右侧中鼻道

图 12‑19　慢性鼻窦炎术后随访（四）

第七节　真菌性鼻窦炎

病例 12‑20　患者,男性,44 岁。鼻内镜检查可见中鼻道有脓性分泌物（图 12‑20A）；开放上颌窦后,能见右侧上颌窦内干酪样的真菌团块（图 12‑20B）。诊断为真菌性鼻窦炎。

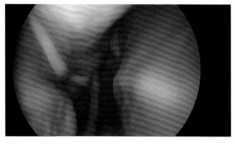
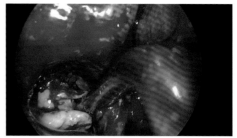

A   B

图 12‐20　真菌性鼻窦炎(一)

病例 12‐21 患者,女性,57 岁,术前 CT 检查诊断为右侧真菌性鼻窦炎(图 12‐21)。真菌性鼻窦炎较为典型的 CT 影像为鼻窦内不均质的高密度影。

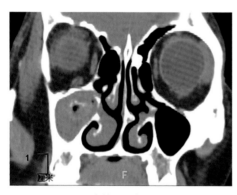
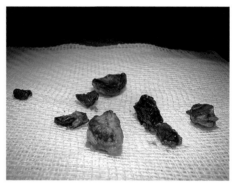

术前 CT 检查   术后真菌团块标本

图 12‐21　真菌性鼻窦炎(二)

病例 12‐22 患者,女性,52 岁,因鼻塞就诊。鼻内镜检查见右侧鼻腔外侧壁内移(图 12‐22),手术证实为真菌性鼻窦炎。

病例 12‐23 患者,女性,59 岁,右侧真菌性蝶窦炎术后 1 年复诊。图 12‐23 为鼻内镜检查结果。

病例 12‐24 患者,女性,45 岁,真菌性鼻窦炎术后随访(图 12‐24),30 天时基本已上皮化。

病例 12‐25 患者,女性,80 岁,左侧真菌性上颌窦炎手术后 3 年复查,主诉仍有脓涕。鼻内镜检查见左侧上颌窦开口存在(图 12‐25),但有少许脓性分泌物,考虑后囟造口,出现分泌物在上颌窦自然口和后囟造口之间的循环。

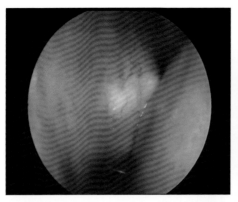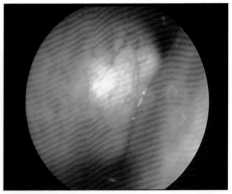

图 12 - 22　真菌性鼻窦炎（三）

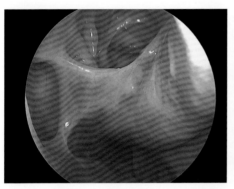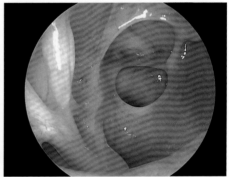

图 12 - 23　真菌性蝶窦炎术后随访（一）

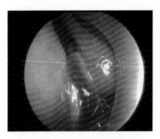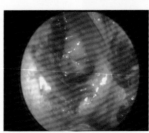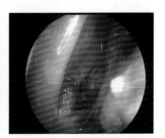

左侧术后 2 周（清理前）　　　左侧术后 2 周（清理后）　　　右侧术后 2 周（清理后）

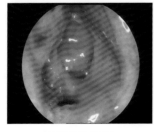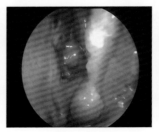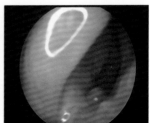

左侧术后 30 天　　　　　　中鼻甲后端残余　　　　　　右侧术后 30 天

图 12 - 24　真菌性鼻窦炎术后随访（二）

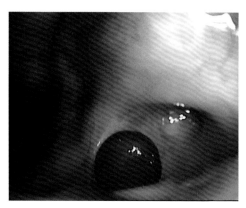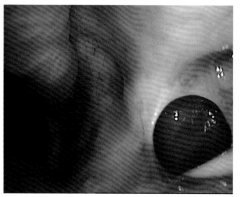

图 12-25 真菌性上颌窦炎术后随访(三)

第八节 上颌窦囊肿

病例 12-26 患者,男性,37 岁,鼻窦 CT 检查中发现右侧上颌窦囊肿(图 12-26 A、B)。行上颌窦囊肿下鼻道开窗术,术中可见囊肿外观(图 12-26 C、D)。

病例 12-27 患者,女性,30 岁,因右侧上颌窦囊肿行右侧下鼻道外侧壁开窗术。术后 1 周,鼻内镜检查见下鼻道内充满纳吸棉,下鼻甲和鼻腔外侧壁粘连,予以分离,明胶海绵保护创面(图 12-27A)。术后 2 周时创面仍肿胀(图 12-27B);术后 50 天时创面已较为光滑,上皮化良好(图 12-27C)。

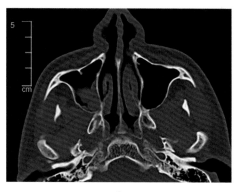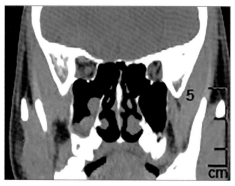

A   B

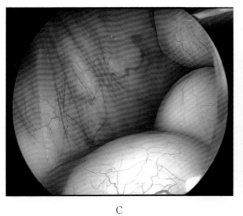
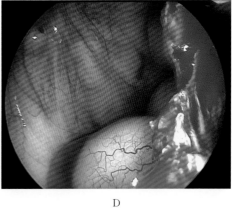

C D

图 12 - 26 上颌窦囊肿(一)

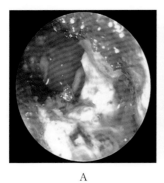
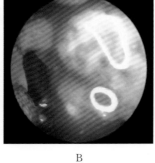
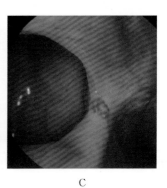

A B C

图 12 - 27 上颌窦囊肿(二)

病例 12 - 28 患者,女性,30 岁,上颌窦囊肿下鼻道开窗手术后半年复查
(图 12 - 28)。

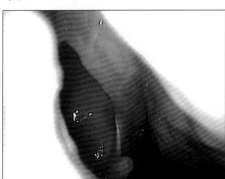
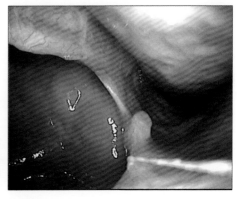

图 12 - 28 上颌窦囊肿(三)

第九节 鼻部软组织感染

病例 12‑29 患者,男性,61 岁,挖鼻后出现鼻部疼痛、肿胀,伴有高热。查体见左侧鼻翼部红肿、溃破、结痂(图 12‑29)。后经积极抗感染治疗后痊愈,鼻部的干燥痂皮经过新霉素溶液软化后也逐渐脱落。

病例 12‑30 患者,男性,66 岁,挖伤鼻部皮肤后出现鼻部疼痛、肿胀(图 12‑30)。血常规检查提示白细胞计数升高,予以静脉抗感染治疗。

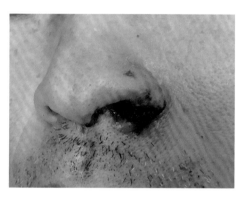

图 12‑29 鼻前庭炎

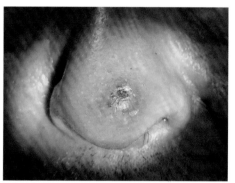

图 12‑30 鼻部感染

病例 12‑31 患者,男性,68 岁。右侧鼻腔里有一些分泌物,可能因疼痛畏惧清理而导致,清理后并未发现病变。鼻面部带状疱疹感染,皮肤病损仅位于面中线右侧(图 12‑31)。

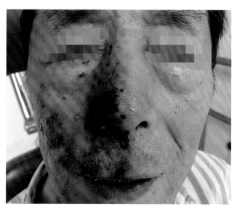

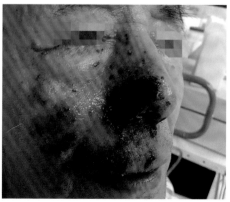

图 12‑31 鼻面部带状疱疹感染

病例 12 - 32　　患者,女性,39 岁,鼻尖肿痛 10 天。查体见鼻尖部红肿明显,有触痛,鼻小柱左侧隆起(图 12 - 32 A、B)。抗感染治疗效果不佳,在鼻小柱左侧穿刺抽出 1mL 黄色脓液,细菌培养为金黄色葡萄球菌。辅以静脉抗感染治疗,3 天后症状明显消退(图 12 - 32 C、D)。

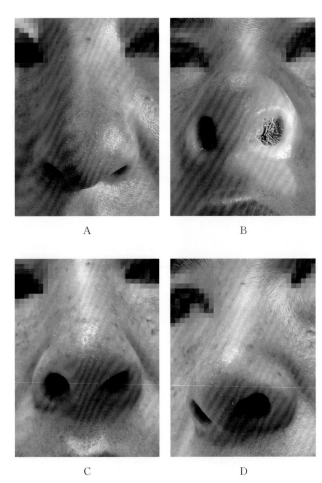

A

B

C

D

图 12 - 32　鼻 尖 感 染

耳鼻咽喉·头颈外科临床病例图集

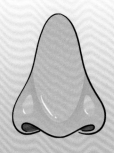

第十三章 鼻部良性肿瘤

鼻部的良性肿瘤种类繁多,手术切除是主要治疗方式,在诊断上应与恶性肿瘤进行鉴别。

第一节 炎 性 增 生

病例 13-1 患者,男性,67 岁,发现左侧面部肿物伴疼痛 3 月余(图 13-1)。抗感染治疗后肿物体积明显缩小,切除后病理诊断为炎性增生。

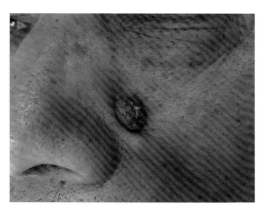

图 13-1 鼻部炎性增生

病例 13-2 患者,女性,38 岁,因鼻出血就诊。鼻内镜检查发现左侧鼻底小肿物(图 13-2),后行激光手术,术后恢复良好。

病例 13-3 患者,男性,65 岁,因右侧鼻腔出血十余天就诊。鼻内镜检查发现右侧中鼻道肿物(图 13-3)。

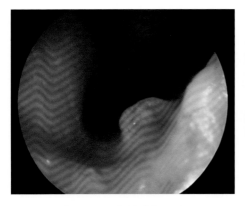

图 13 - 2　鼻腔肿物(一)

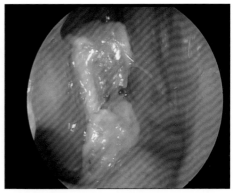

图 13 - 3　鼻腔肿物(二)

第二节　毛母细胞瘤

病例 13 - 4　　患者,男性,73 岁,因发现右侧鼻翼部皮肤新生物 2 年余就诊。予以完整手术切除,鼻唇沟皮瓣修复,放置负压引流,术后病理证实为毛母细胞瘤(图 13 - 4)。毛母细胞瘤是一种少见的良性皮肤附属器肿瘤,主要由毛囊生发细胞组成,属于毛源性肿瘤,间质可发生黏液变性,病因及发病机制尚不清楚。毛母细胞瘤常被误诊为表皮或皮肤附属器肿瘤,特别是孤立性毛发上皮瘤和基底细胞癌。

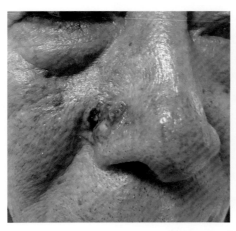
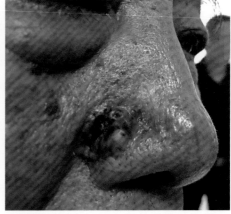

图 13 - 4　毛母细胞瘤(一)

病例 13-5 患者,女性,79 岁,左侧鼻翼新生物,予以手术切除。术后病理诊断为毛母细胞瘤(图 13-5)。

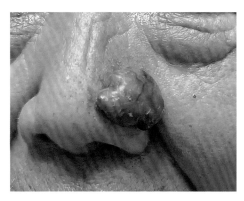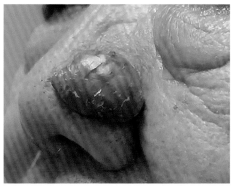

图 13-5 毛母细胞瘤(二)

第三节 乳头状增生和乳头状瘤

病例 13-6 患者,男性,58 岁,发现鼻翼肿物半年,渐增大,无疼痛。曾自行抠掉过,但会再次长出(图 13-6)。肿物切除后缝合一针,病理诊断为鳞状上皮乳头状增生,伴过度角化及角化不全。

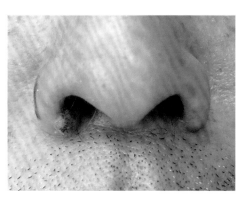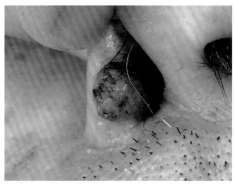

图 13-6 鳞状上皮乳头状增生

病例 13-7 患者,男性,40 岁,因右鼻出血 6 天余入院。查体见右侧鼻腔乳头状增生(图 13-7),予以切除。术后病理示鳞状上皮乳头状增生,结合免疫组化结果考虑鳞状上皮乳头状瘤。p16 部分阳性,肿瘤抑制基因(p53)DO7

40％阳性,细胞增殖核和抗原(Ki-67)20％阳性,人乳头状瘤病毒阴性。

病例 13-8 患者,男性,69 岁,右侧鼻腔前庭底部见乳头状新生物,予以手术切除。术后病理诊断为鼻腔乳头状瘤(图 13-8)。

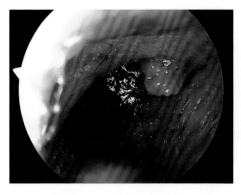
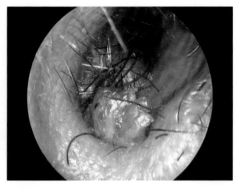

图 13-7 鼻腔乳头状瘤(一)　　　　图 13-8 鼻腔乳头状瘤(二)

病例 13-9 患者,女性,60 岁,左侧鼻塞多年。查体见左侧鼻腔新生物,分叶状外观,鼻底见脓性分泌物(图 13-9 A～D)。CT 检查可见局部骨质增生,而 MRI 检查可见脑回征,可以与慢性鼻窦炎和鼻息肉鉴别(图 13-9 E～H)。本病以彻底切除为主要治疗原则。

病例 13-10 患者,男性,30 岁,右侧鼻腔上颌窦内翻性乳头状瘤术后复发。鼻内镜下见右侧上颌窦开口宽敞(图 13-10A),窦口前方见粗糙新生物,窦腔黏膜见数枚白色潴留囊肿(图 13-10B)。后再次手术治疗,采用的是柯-陆氏入路,术后随访 2 年未复发。

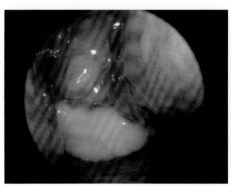
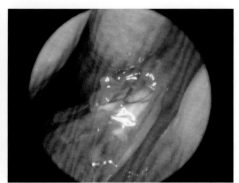

A　　　　　　　　　　　　　B

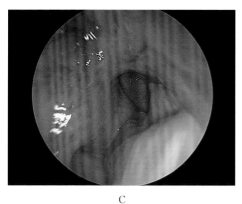
C

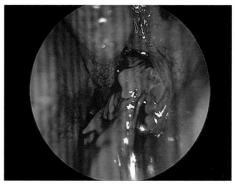
D

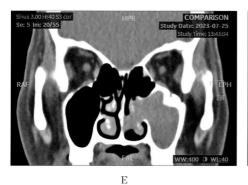
E

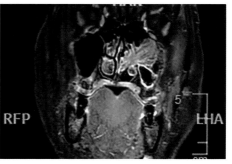
F

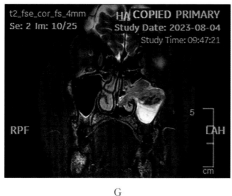
G

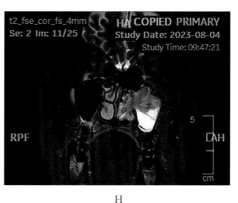
H

图 13‑9　上颌窦内翻性乳头状瘤（一）

注：A. 左侧鼻腔总鼻道新生物，鼻底见脓性分泌物；B. 左侧中鼻道来源的新生物，呈乳头状外观，单从外观上和鼻息肉不易分辨；C. 右侧鼻咽部见肿瘤组织，实为左侧鼻腔的肿物生长至右侧后鼻孔；D. 左侧中鼻道术中所见，因血液的衬托，肿块的乳头状外观更加明显；E. 冠状位 CT 重建软组织窗；F. MRI T1 flair 序列，可见脑回征；G、H. MRI T2 序列可见肿瘤根基来源于上颌窦上壁。

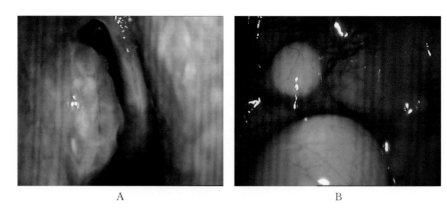

A   B

图 13-10 上颌窦内翻性乳头状瘤(二)

病例 13-11 患者,男性,40 岁,左侧鼻腔上颌窦内翻性乳头状瘤术后复发(图 13-11)。

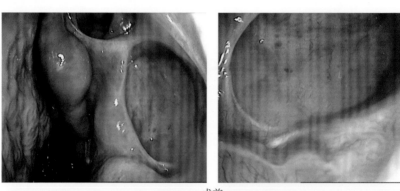

术前

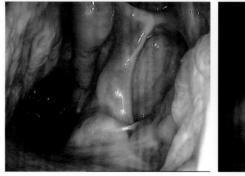

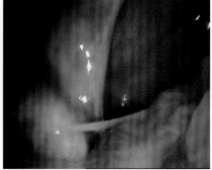

术后 18 个月复查

图 13-11 上颌窦内翻性乳头状瘤(三)

第四节 角化棘皮瘤

病例 13-12 患者,男性,61 岁,右侧鼻翼新生物,予以切除。术后病理诊断为角化棘皮瘤(图 13-12)。

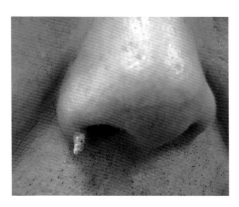

图 13-12 角化棘皮瘤

第五节 血 管 瘤

病例 13-13 患者,男性,69 岁,因右侧鼻出血就诊。鼻内镜检查见右侧下鼻道穹窿部血管瘤样物(图 13-13A)。图 13-13B 中可见鼻泪管在下鼻道穹窿的开口。由于鼻泪管连通下鼻道穹窿,在按压眼球时,下鼻道穹窿鼻泪管开口部的软组织会随按压而动。该患者的鼻泪管开口较宽大,但多数患者的鼻泪管开口没有这么宽大,而是呈褶皱样。

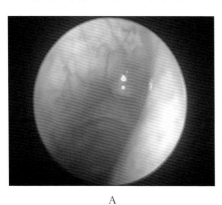
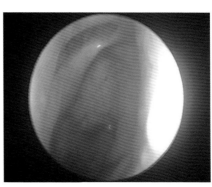

A   B

图 13-13 鼻腔血管瘤

第六节 鼻前庭囊肿

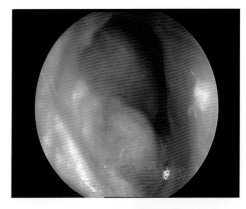

图 13-14 鼻前庭囊肿(一)

病例 13-14 患者,女性,51岁,体检发现右侧鼻底光滑隆起,诊断为鼻前庭囊肿(图 13-14)。

病例 13-15 患者,女性,36岁,CT检查可见左侧鼻底光滑隆起,诊断为鼻前庭囊肿(图 13-15A、B)。行鼻内镜下揭顶治疗,术前可见左侧鼻底光滑隆起(图 13-15C),术后左侧下鼻道内术腔填塞纳西棉(图 13-15D)。

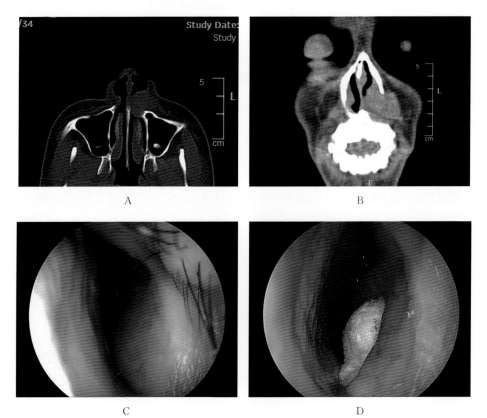

A

B

C

D

图 13-15 鼻前庭囊肿(二)

耳鼻咽喉·头颈外科临床病例图集

第七节　全身性疾病在鼻腔的表现

病例 13 - 16　患者,男性,50 岁,因鼻出血就诊,诊断为肉芽肿性多血管炎。鼻内镜检查见患者双侧鼻腔较多干燥血痂,鼻腔结构缺失(图 13 - 16A),后嘱其鼻腔点用石蜡油软化后自行排出大部分血痂,剩下少许血痂,在排出血痂时右侧鼻腔有出血。鼻腔清理过程中发现右侧嗅裂部位有活动性出血(图 13 - 16B),遂予含有肾上腺素及利多卡因的明胶海绵填塞在右侧嗅裂出血部位(图 13 - 16C),出血停止。

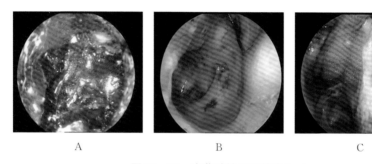

A　　　　　　　　B　　　　　　　　C

图 13 - 16　肉芽肿性多血管炎(一)

病例 13 - 17　患者,男性,30 岁,确诊肉芽肿性多血管炎多年。检查见右侧鼻腔广泛粘连,鼻内镜不能通过(图 13 - 17A);左侧鼻腔中鼻甲缺如,见大量干痂和血痂,予以清理后见鼻腔黏膜充血,下鼻甲前端粘连,上颌窦开口闭锁,筛泡膨隆;鼻咽部黏膜光滑,左侧咽隐窝清晰(图 13 - 17 B~D)。该患者历年来鼻窦 MRI 的表现如图 13 - 17 E~H 所示,可见鼻窦内的软组织影在逐年增多。

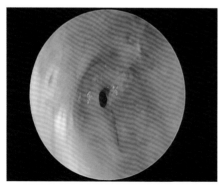 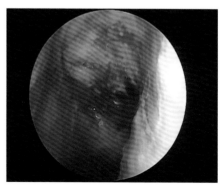

A(右侧鼻腔后鼻孔闭锁)　　　　　　　　B(左侧鼻腔)

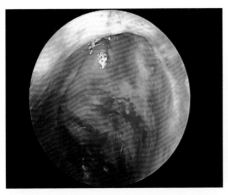
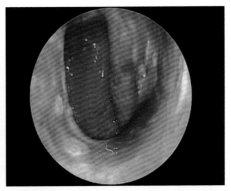

C(左侧筛泡膨隆,中鼻甲缺如)　　　　D(左侧鼻咽部,下鼻甲亦明显萎缩,下鼻甲后端结构消失)

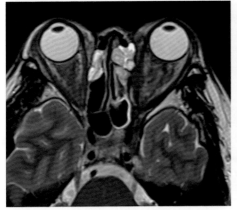
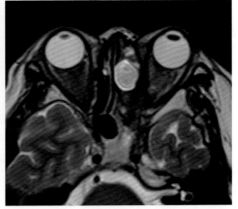

E(4年前鼻窦 MRI 表现)　　　　F(3年前鼻窦 MRI 表现)

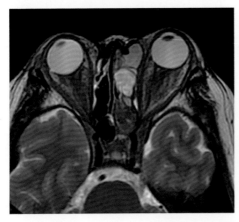
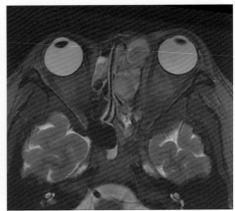

G(2年前鼻窦 MRI 表现)　　　　H(本次鼻窦 MRI 表现)

图 13-17　肉芽肿性多血管炎(二)

病例 13-18 患者，男性，54 岁，因头痛就诊。发现颅内占位，全组鼻窦炎，眶内占位。颅内及鼻窦组织切除后病理证实为窦组织细胞增多伴巨大淋巴结病（图 13-18）。

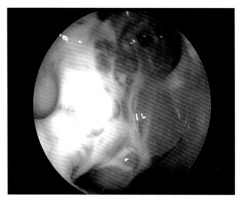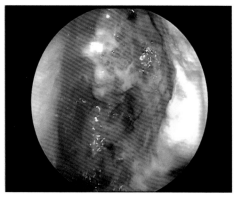

鼻窦病变切除后 3 周余复诊时表现

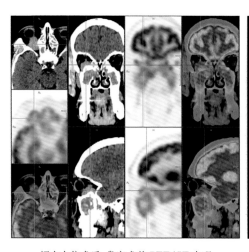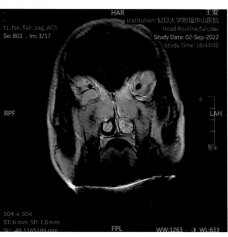

颅内占位术后、鼻窦术前 PET/CT 表现　　　　　　MRI T_1WI 序列

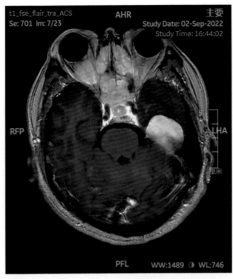
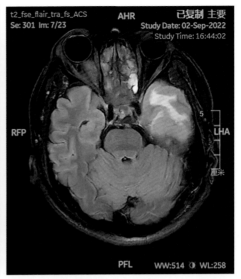

MRI T$_1$WI 序列   MRI T$_2$WI 序列

图 13‒18 　窦组织细胞增多伴巨大淋巴结病

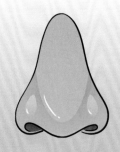

第十四章　鼻部恶性肿瘤

鼻部恶性肿瘤较少见，发病早期可无明显的症状，诊断较困难，但其治疗对颜面部毁损较重。部分发生于上颌窦内的肿瘤易误诊为鼻窦囊肿，同时伴有慢性鼻窦炎的恶性肿瘤亦容易误诊。因此，对鼻部恶性肿瘤的早期诊断是一项十分重要的工作。

第一节　鼻纤维肉瘤

病例 14-1　患者，男性，61 岁，在外院行 2 次鼻部纤维肉瘤切除手术，但再次复发(图 14-1)，予以手术治疗。

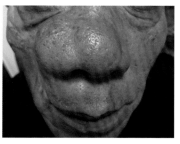
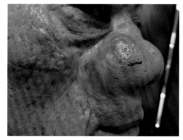

鼻部外观

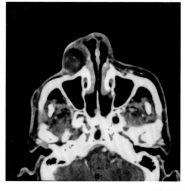
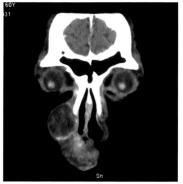

肿瘤 CT 表现

图 14-1　鼻部纤维肉瘤

第二节 基底细胞癌

病例 14-2 患者,女性,62 岁,因发现左侧鼻翼肿物 10 年,在外地医院行手术治疗。1 年前复发,当地医院激光治疗 4 次,6 个月前肿物再次出现,渐增大,无肿痛、鼻塞、流涕症状。糖尿病病史 13 年,曾饮食控制,半年前突发酮症酸中毒,遂予胰岛素治疗。术后病理诊断为鼻翼基底细胞癌,部分区肿瘤中央角化坏死,癌组织侵犯皮下纤维脂肪组织及周围横纹肌组织（图 14-2）。

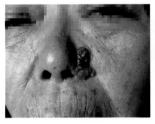 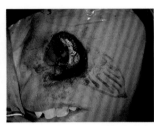 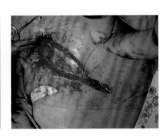

鼻翼左侧肿物 　　　　术中切除后表现 　　　　鼻唇沟带蒂复合组织瓣修复后

图 14-2 基底细胞癌

病例 14-3 患者,女性,70 岁,因发现面部肿物多年就诊。查体见鼻翼右侧下方隆起型光滑类圆形肿物,表面黑褐色外观。予以切除,术后病理诊断为基底细胞癌（图 14-3）。

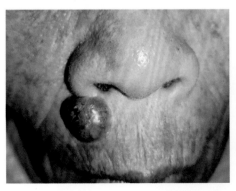 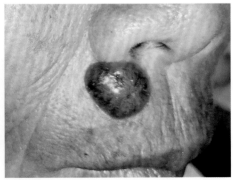

图 14-3 基底细胞癌（二）

病例 14 - 4 患者,男性,67 岁,鼻背部斑块 1 年,反复破溃出血 1 个月,病理诊断为基底细胞癌(图 14 - 4)。

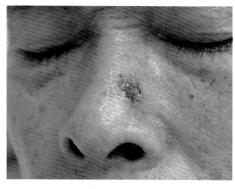
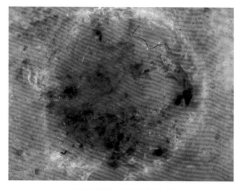

鼻部斑块外观　　　　　　　　　　皮肤镜偏正光下的表现

图 14 - 4　基底细胞癌(三)

第三节　内翻性乳头状瘤癌变

病例 14 - 5 患者,男性,56 岁,多次手术后鼻窦内翻性乳头状瘤癌变。鼻内镜检查见左侧鼻腔乳头状新生物(图 14 - 5A),CT 检查见肿瘤已破坏眶骨壁和上颌窦外侧壁(图 14 - 5B)。

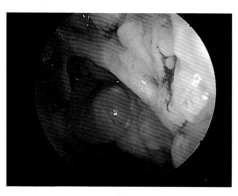
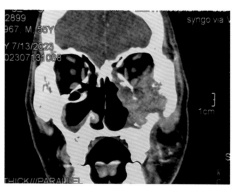

A　　　　　　　　　　　　　　　B

图 14 - 5　内翻性乳头状瘤癌变

第四节　腺样囊性癌

病例 14-6　患者,女性,71 岁,发现右侧鼻塞、右面部瘙痒伴皮疹半年。查体见右面部皮疹样改变,右侧鼻腔充满软组织影。活检组织病理检查明确鼻腔和面部均为腺样囊性癌。考虑化疗和放疗均不敏感,遂予行手术切除,行局部皮瓣＋额瓣修复术,鼻腔内部用皮片修复(图 14-6)。病理报告示:上皮样细胞肿瘤,免疫组化结果提示上皮及肌上皮成分混合存在,结合临床考虑腺样囊性癌,癌组织累及黏膜下脂肪组织。神经束未见癌侵犯。

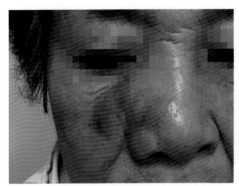

术前鼻面部外观

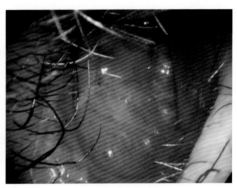

右侧鼻腔肿瘤外观

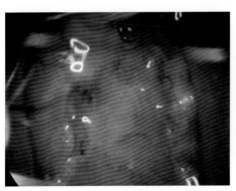

右侧鼻腔肿瘤外观

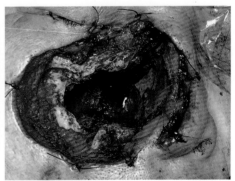

肿瘤切除术后的术腔

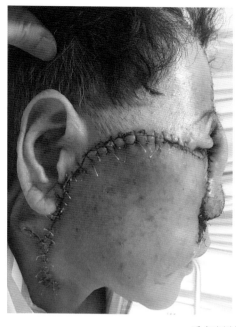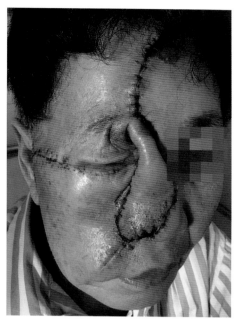

手术皮瓣修复后外观

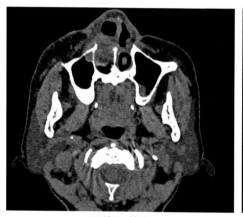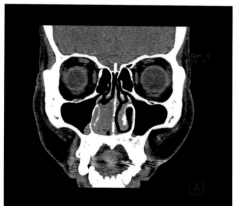

CT 检查（轴位）　　　　　　　　　　CT 检查（冠状位）

图 14 - 6　腺样囊性癌

第五节　鳞　　癌

病例 14 - 7　　患者，男性，30 岁，半年前因舌根癌行放、化疗，本次因右侧鼻塞就诊。鼻内镜检查发现右侧鼻腔肿物(图14-7)。组织活检病理诊断为鳞状上皮乳头状增生伴上皮重度异型增生,部分区癌变。

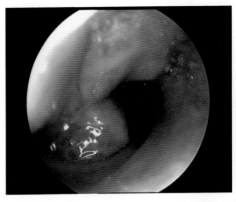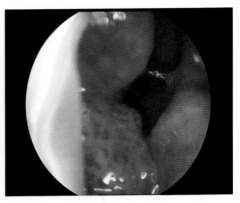

图14-7 鳞状上皮乳头状增生伴癌变

第六节 淋 巴 瘤

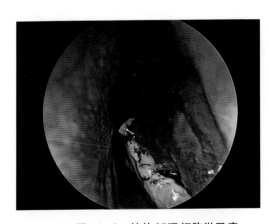

图14-8 结外NKT细胞淋巴瘤

病例14-8 患者,男性,23岁,左鼻反复出血1个月,间断发热10天,最高体温39℃。鼻内镜检查见左侧鼻腔下鼻甲新生物(图14-8),易出血。组织活检病理诊断为淋巴瘤。

病例14-9 患者,男性,83岁,当地医院多次组织活检未能确诊。后至我院就诊,查体见外鼻较多痂皮,局部坏死(图14-9A、B)。鼻腔内较多伪膜和痂皮(图14-9C),门诊予以清理坏死组织(图14-9D),在新鲜的病变部位和正常组织交界处咬取活检组织后确诊为鼻腔淋巴瘤。

病例14-10 患者,男性,69岁。鼻内镜检查见鼻中隔大穿孔,鼻腔及鼻咽部均附着较多干痂,硬腭后端及软腭见隆起型新生物(图14-10)。清理鼻腔干痂后咬取部分组织送病理,确诊为淋巴瘤。

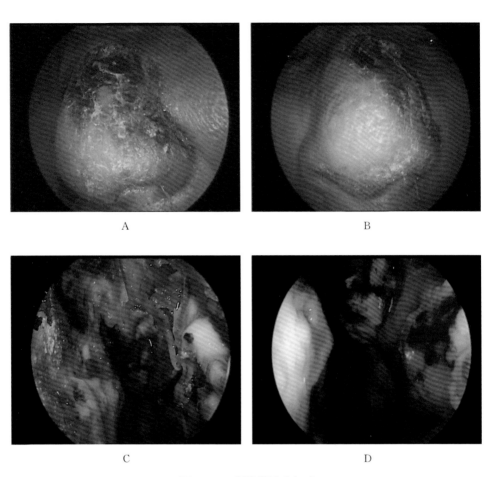

A

B

C

D

图 14-9 鼻腔淋巴瘤(一)

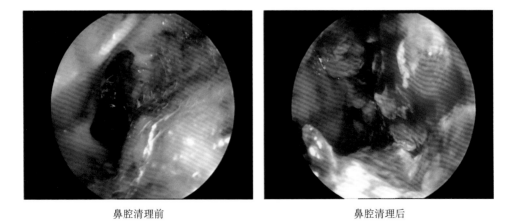

鼻腔清理前

鼻腔清理后

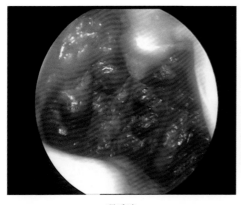
咽后壁

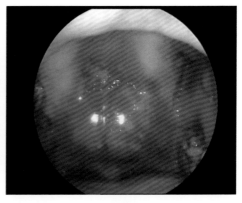
硬腭

图 14‑10　鼻腔淋巴瘤(二)

病例 14‑11　患者,女性,78 岁,因右侧面部肿胀就诊。鼻内镜检查见右侧鼻腔狭窄,下鼻甲肿胀,充满总鼻道。取下鼻甲组织活检后病理结果为阴性。后行中鼻道入路,切开钩突,取上颌窦内组织活检后病理诊断为弥漫大 B 细胞淋巴瘤(图 14‑11)。

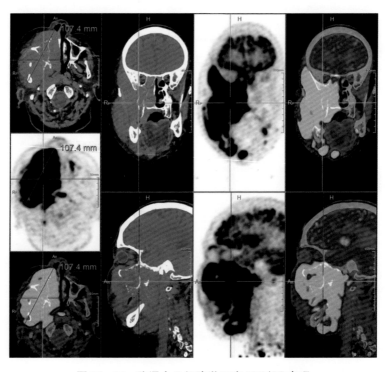

图 14‑11　弥漫大 B 细胞淋巴瘤 PET/CT 表现

病例 14 - 12 　患者,女性,70 岁。头痛、头晕 12 天,少许白色鼻涕。头晕呈持续性,昏沉感,无天旋地转感,躺下后减轻;头痛为双颞侧,无发热。查体见右眼睑下垂,瞳孔光反射减弱,右眼各方向运动差,左眼内收受限,光反射敏感,无明显视力下降,无复视。鼻腔通畅,未见明显脓性分泌物,鼻窦区无压痛。CT和 MRI 检查见蝶窦和后筛软组织影,炎症可能(图 14 - 12)。经抗感染及脱水治疗效果不佳,后组织活检病理证实为蝶窦淋巴瘤。

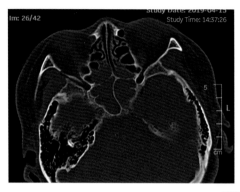
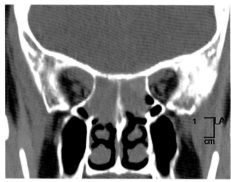

CT 表现

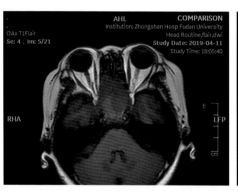
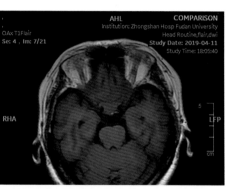

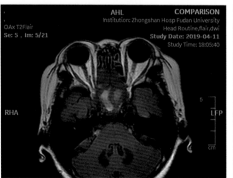
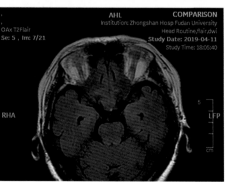

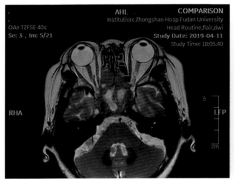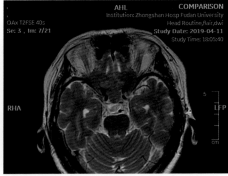

MRI 表现

图 14‑12 蝶窦淋巴瘤 CT 和 MRI 表现

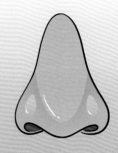

第十五章 鼻外伤

鼻部位于头面部的最前方,外伤时容易发生损伤,出现挫裂伤,甚至骨折。在处理时,应注意排除有没有更严重的颅底骨折、脑脊液鼻漏或颅内损伤。对于开放性鼻外伤应及时行清创缝合,大多能一期愈合。

第一节 鼻挫裂伤

病例 15-1 患者,男性,30 岁,因外鼻裂伤就诊。查体见鼻腔及上唇裂伤,部分区全层裂伤,诊断为开放性鼻外伤(图 15-1A)。予以清创后对位缝合(图 15-1B),术后 14 天复诊时伤口愈合良好(图 15-1C)。

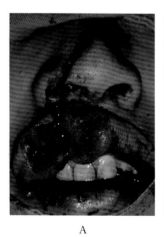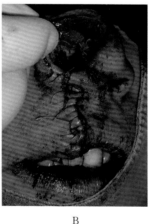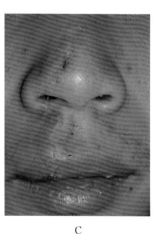

A   B   C

图 15-1 开放性鼻外伤(一)

病例 15-2 患者,男性,35 岁,因外鼻及右侧面部开放性裂伤就诊。查体见鼻腔及右侧面部开放性外伤(图 15-2A),予以清创后对位缝合,术后随访愈合良好(图 15-2 B、C)。

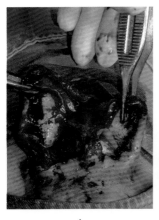
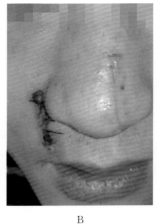
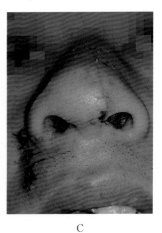

A   B   C

图 15-2　开放性鼻外伤(二)

第二节　鼻骨骨折

病例 15-3　患者,女性,27 岁,因鼻外伤后鼻部淤青、鼻出血就诊。CT
检查提示鼻骨骨折(图 15-3)。

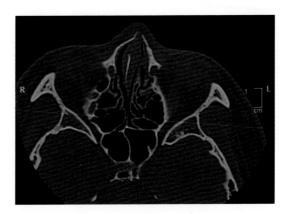

图 15-3　鼻骨骨折 CT 表现

第三节　鼻腔爆震伤

病例 15-4　患者,女性,38 岁,有鼻腔爆震伤史。鼻内镜检查见鼻中隔穿孔,筛窦类似手术后改变(图 15 - 4A),CT 检查亦能见到穿孔改变(图 15 - 4 B、C)。

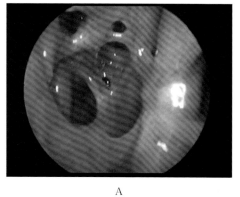

A

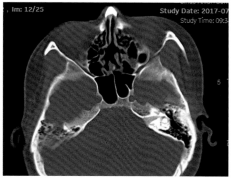

B

C

图 15 - 4 鼻腔爆震伤

第十五章 鼻外伤

第三部分

咽 喉 科

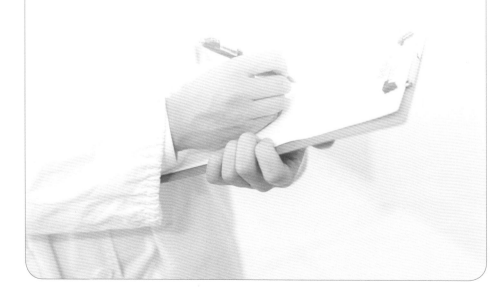

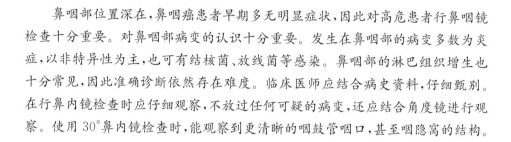

第十六章　鼻咽正常结构及良性病变

鼻咽部位置深在,鼻咽癌患者早期多无明显症状,因此对高危患者行鼻咽镜检查十分重要。对鼻咽部病变的认识十分重要。发生在鼻咽部的病变多数为炎症,以非特异性为主,也可有结核菌、放线菌等感染。鼻咽部的淋巴组织增生也十分常见,因此准确诊断依然存在难度。临床医师应结合病史资料,仔细甄别。在行鼻内镜检查时应仔细观察,不放过任何可疑的病变,还应结合角度镜进行观察。使用30°鼻内镜检查时,能观察到更清晰的咽鼓管咽口,甚至咽隐窝的结构。

第一节　正常鼻咽部

病例 16‑1　患者,女性,57 岁,因痰中带血就诊。鼻内镜检查未见异常,鼻咽部结构清晰(图 16‑1)。

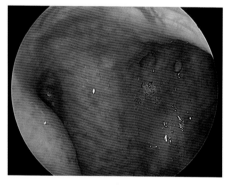
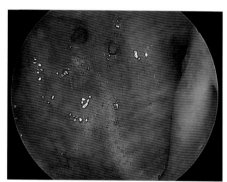

右侧　　　　　　　　　　　　　　　　左侧

图 16‑1　正常鼻咽部(一)

病例 16‑2　患者,女性,59 岁,鼻内镜检查可见鼻咽部正常结构(图 16‑2)。

病例 16‑3　患者,女性,24 岁。鼻内镜检查可见鼻咽部正常结构,可清晰见到鼻咽部淋巴组织和咽后壁黏膜的界限(图 16‑3)。

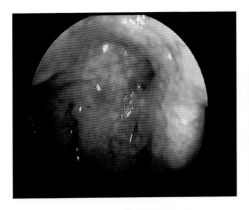
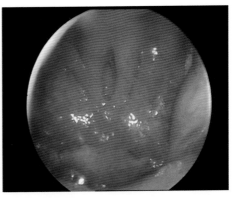

图 16‑2 正常鼻咽部(二)　　　　　图 16‑3 正常鼻咽部(三)

病例 16‑4　患者,女性,75 岁。鼻内镜检查可见鼻咽部结构正常,可以清晰地看到咽隐窝、圆枕及咽鼓管咽口等结构(图 16‑4)。

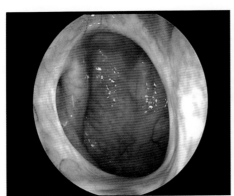
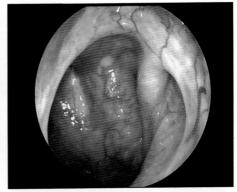

鼻咽部右侧　　　　　　　　　　　鼻咽部左侧

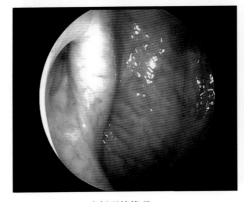
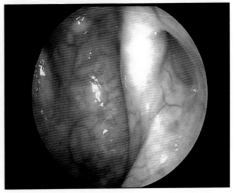

右侧咽鼓管咽口　　　　　　　　　左侧咽鼓管咽口

图 16‑4 正常鼻咽部(四)

病例 16-5 患者,男性,23 岁,鼻内镜检查见鼻咽部黏膜光滑,有少许淋巴组织增生(图 16-5)。

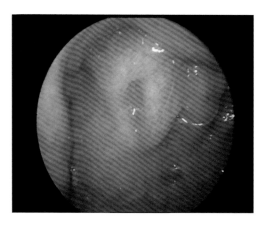

图 16-5 正常鼻咽部(五)

病例 16-6 患者,男性,85 岁,能听到自己的呼吸声。自己说话时,感觉好像是在耳边说话。鼻内镜检查见鼻咽部黏膜光滑,咽鼓管咽口宽敞(图 16-6)。

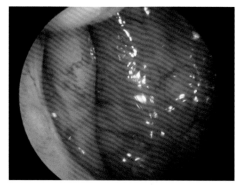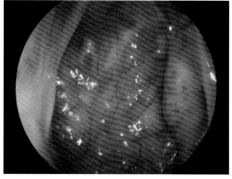

图 16-6 正常鼻咽部(六)

病例 16-7 患者,女性,48 岁,因上颌骨骨折就诊。CT 检查显示咽隐窝结构较为清晰(图 16-7)。很多情况下咽隐窝是一个潜在的腔隙。

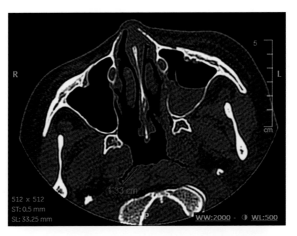

图 16‑7 正常咽隐窝 CT 表现

第二节 鼻咽部淋巴组织增生

鼻咽部淋巴组织增生和鼻咽恶性肿瘤有时在外观上很难鉴别,鼻咽组织活检可鉴别诊断。

病例 16‑8 患者,男性,31 岁,因睡眠打鼾就诊。无明显鼻塞,鼻内镜检查见鼻咽部淋巴样组织增生(图 16‑8),予以组织活检,病理诊断考虑炎性息肉。

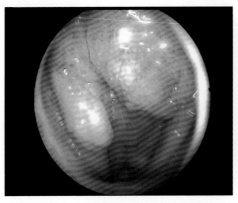
鼻咽部右侧

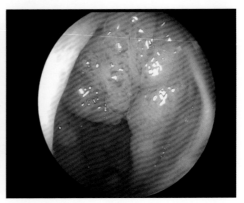
鼻咽部左侧

图 16‑8 鼻咽部淋巴组织增生(一)

耳鼻咽喉·头颈外科临床病例图集

病例 16－9　患者，女性，34 岁。鼻内镜检查见鼻咽部淋巴组织增生，黏膜光滑，无明显新生血管，结构对称(图 16－9)。

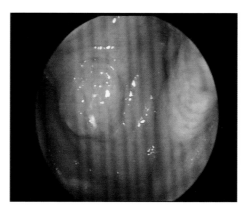

图 16－9　鼻咽部淋巴组织增生(二)

病例 16－10　患者，女性，59 岁。第一次检查鼻内镜检查发现有鼻息肉，鼻咽部淋巴组织增生(图 16－10A)。1 个多月后随访，依然能够看到鼻咽部淋巴组织增生，但未增大(图 16－10B)，予以组织活检，病理诊断为淋巴组织增生。

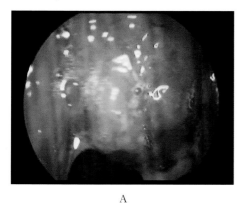
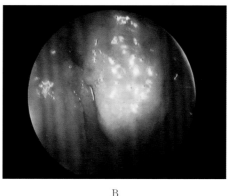

A　　　　　　　　　　　　　　　　　　　B

图 16－10　鼻咽部淋巴组织增生(三)

病例 16－11　患者，男性，66 岁，诊断为 IgG4 相关疾病及鼻窦炎(图 16－11)。

病例 16－12　患者，男性，64 岁，诊断为分泌性中耳炎、鼻咽部淋巴组织增生(图 16－12)。

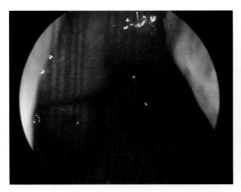 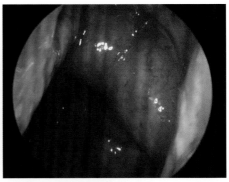

鼻咽部右侧   鼻咽部左侧

图 16－11　鼻咽部淋巴组织增生（四）

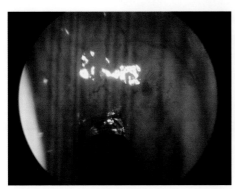 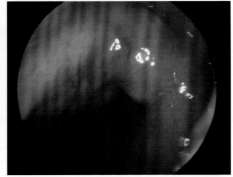

鼻咽部右侧   鼻咽部左侧

图 16－12　鼻咽部组织增生（五）

第三节　鼻咽部囊肿

病例 16－13　患者，男性，32 岁，因体检发现 EB 病毒阳性就诊。鼻内镜检查见双侧咽隐窝均有囊肿（图 16－13）。

病例 16－14　患者，男性，56 岁，因颈椎不适就诊。MRI 检查发现左侧咽隐窝囊性增生，切除后病理提示囊肿（图 16－14）。

病例 16－15　患者，女性，39 岁，无不适，体检发现鼻咽部囊肿（图 16－15）。

病例 16－16　患者，男性，48 岁，体检发现鼻咽部囊肿（图 16－16）。

病例 16－17　患者，女性，61 岁，确诊为鼻咽囊肿（图 16－17）。

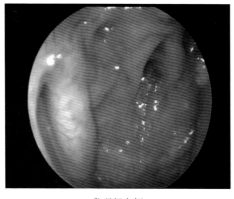

鼻咽部右侧　　　　　　　　　　　　　　鼻咽部左侧

图 16‑13　鼻咽部囊肿(一)

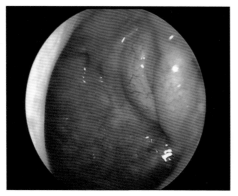

图 16‑14　鼻咽部囊肿(二)

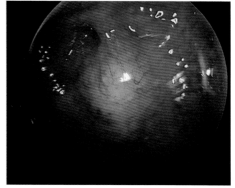

图 16‑15　鼻咽部囊肿(三)

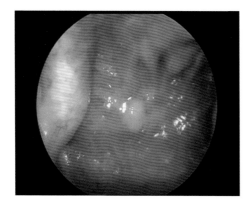

图 16‑16　鼻咽部囊肿(四)

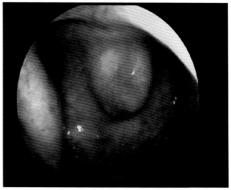

图 16‑17　鼻咽部囊肿(五)

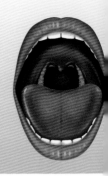

第十七章 咽部炎症

咽部自上而下包含鼻咽、口咽和喉咽。最常见的病变为各种炎症性病变，常见的上呼吸道感染即是发生在咽喉部的感染，最先累及部位多为咽部。

第一节 正常咽部

口咽部疾病多可在压舌板帮助下通过详细的视诊来判断。内镜并不能替代对口咽部疾病的直接视诊，对深部病变内镜则更有优势。

病例 17-1 患者，女性，38 岁，健康体检，正常口咽部和双侧扁桃体如图 17-1 所示。

病例 17-2 患者，女性，38 岁。图 17-2 为正常口咽部及其示意图。

病例 17-3 患者，女性，68 岁。在张口发"衣"音时，悬雍垂及软腭上抬（图 17-3），封闭鼻咽腔和口腔的通道。

病例 17-4 患者，女性，59 岁。通过吹气球动作，配合提拉甲状软骨，可以暴露下咽环后区（图 17-4）。而部分患者在咽反射的时候，环后区也会暴露。

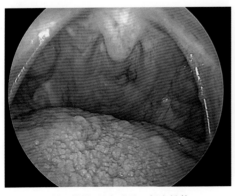

舌根、软腭、悬雍垂及双侧扁桃体

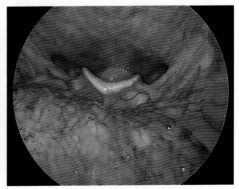

舌根及会厌

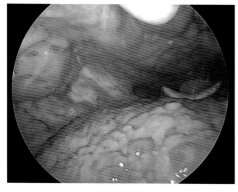
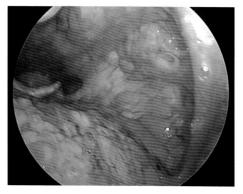

右侧扁桃体　　　　　　　　　　　　　左侧扁桃体

图 17 - 1　正常咽部(一)

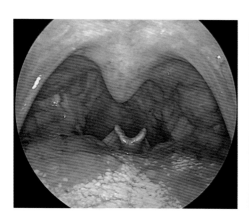
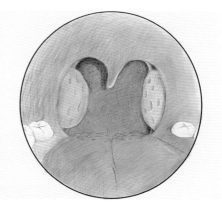

图 17 - 2　正常咽部(二)

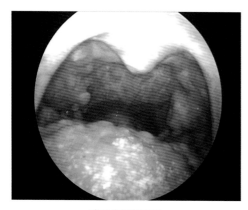
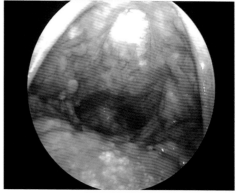

张口发"啊"音时　　　　　　　　　　张口发"衣"音时

图 17 - 3　正常咽部(三)

病例 17-5 患者，女性，75岁，因咽喉部不适就诊。喉镜检查未见明显异常，环后区显露清晰（图17-5）。

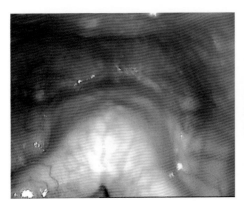

图 17-4 正常咽部（四）

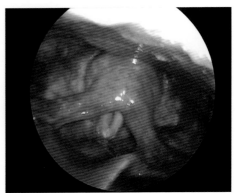

图 17-5 正常咽部（五）

第二节 扁桃体肥大

病例 17-6 患者，女性，25岁，因呼吸不畅、咽痛就诊。喉镜检查见双侧扁桃体Ⅲ度肥大（图17-6），会厌及喉部不肿。

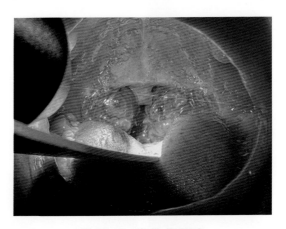

图 17-6 扁桃体肥大

病例 17-7 患者，女性，56岁，多次诊断为左侧扁桃体肥大（图17-7），后出现左侧颈部淋巴结肿大，无发热及咽喉部肿痛。颈部淋巴结细针穿刺组织活检考虑淋巴瘤可能,左侧扁桃体组织活检确诊为淋巴瘤。本病须注意和扁桃体肥大、扁桃体鳞癌的鉴别。

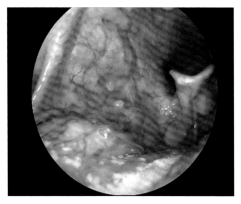 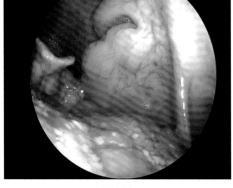

右侧扁桃体   左侧扁桃体

图 17 - 7   扁桃体淋巴瘤

第三节   腺 样 体 肥 大

病例 17 - 8   患儿,男性,10 岁,因反复鼻塞就诊。电子鼻咽镜检查提示腺样体肥大(图 17 - 8)。

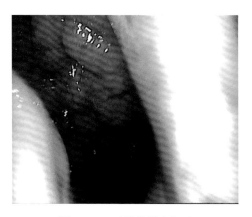

图 17 - 8   腺样体肥大(一)

病例 17 - 9   患儿,男性,5 岁,双侧腺样体肥大,鼻内镜检查见后鼻孔几乎全部堵塞(图 17 - 9)。

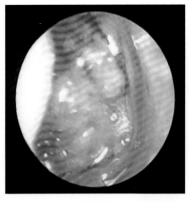 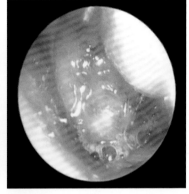

右侧鼻腔　　　　　　　　　　左侧鼻腔

图 17 - 9　腺样体肥大(二)

病例 17 - 10　患儿,男性,10 岁,因夜间打鼾、张口呼吸就诊。鼻咽侧位片提示腺样体肥大(图 17 - 10),A/N 比值为 0.7。

病例 17 - 11　患儿,男性,8 岁,因鼻塞、打鼾、张口呼吸就诊。鼻咽侧位片提示腺样体肥大(图 17 - 11),A/N 比值为 0.8。

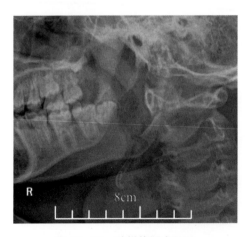

图 17 - 10　腺样体肥大(三)

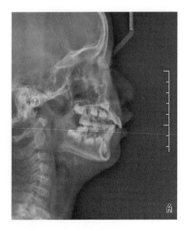

图 17 - 11　腺样体肥大(四)

第四节　鼻咽部感染

病例 17 - 12　患者,女性,35 岁,鼻咽部肿物活检病理确诊为放线菌感染

（图 17 - 12）。青霉素皮试阴性后，予阿莫西林 0.5 g，每天 2 次口服，7 周后鼻咽部感染好转。

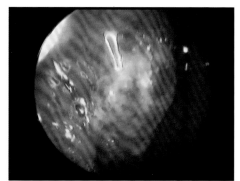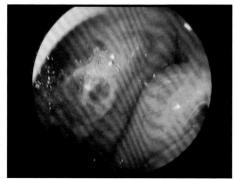

就诊时

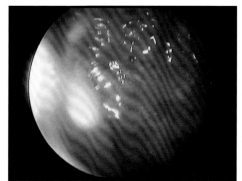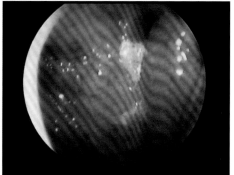

治疗 18 天

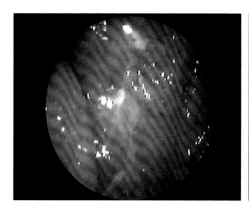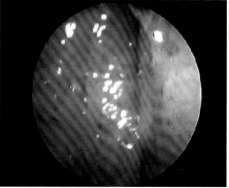

治疗 40 天

图 17 - 12　鼻咽部放线菌感染

第五节　急性化脓性扁桃体炎

急性化脓性扁桃体炎为耳鼻咽喉头颈外科常见病症,表现为咽痛、咽部异物感,可伴有发热。扁桃体明显充血、肿胀,隐窝口可见白色分泌物,一般经抗感染治疗后痊愈。

病例 17-13 　患者,男性,24岁,诊断为急性化脓性扁桃体炎。查体见双侧扁桃体窝白色分泌物(图 17-13A),局部放大后更明显(图 17-13B)。

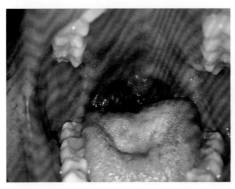 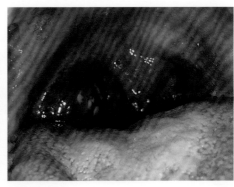

A　　　　　　　　　　　　　　　　　　　　B

图 17-13　急性化脓性扁桃体炎(一)

病例 17-14 　患者,男性,31岁,因咽痛发热1天就诊。查体见双侧扁桃体灰白色分泌物(图 17-14A),血常规检查示中性粒细胞升高,会厌不肿。图 17-14B为局部放大图像。

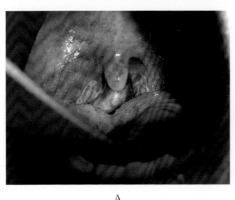 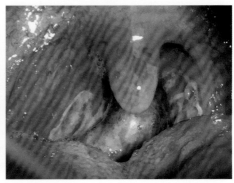

A　　　　　　　　　　　　　　　　　　　　B

图 17-14　急性化脓性扁桃体炎(二)

耳鼻咽喉·头颈外科临床病例图集

病例 17-15 患者,女性,32岁,因左侧咽痛就诊。检查见左侧扁桃体上极隆起型增生,表面附着白色伪膜样物(图17-15A),抗感染治疗后逐渐好转(图17-15B)。本病须注意与扁桃体肿瘤相鉴别。

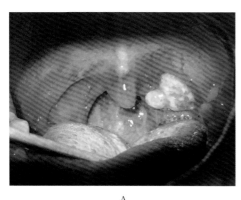
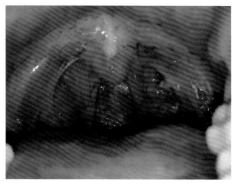

A   B

图 17-15 急性化脓性扁桃体炎(三)

病例 17-16 患者,男性,41岁,因右侧咽痛2天就诊。查体发现舌根右侧舌扁桃体红肿,表面见脓点(图17-16)。

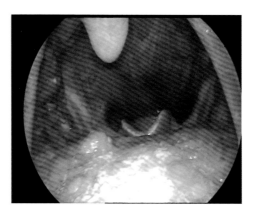

图 17-16 舌 扁 桃 体 炎

第六节 扁桃体周围炎

扁桃体周围炎在发病后4~5天即可形成脓肿,应及时行诊断性穿刺抽脓。如有脓液,应予扩大引流口通畅引流,并每日复诊,检查引流状况。必要时再次用血管钳扩开脓腔,辅以抗生素治疗,一般在1周左右能够愈合。

病例 17-17　　患者,女性,34岁,咽痛1天,无发热,张口受限,吞咽痛明显,无呼吸困难。查体见左侧软腭肿胀、隆起,扁桃体向中线移位(图17-17A),会厌无肿胀(图17-17B为局部放大),诊断为左侧急性扁桃体周围炎。

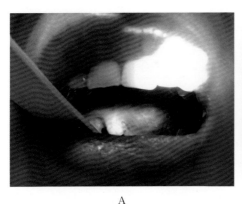
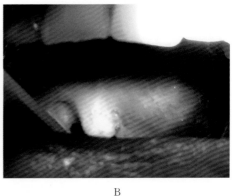

A　　　　　　　　　　　　　　　　　　B

图 17-17　急性扁桃体周围炎

病例 17-18　　患者,男性,25岁,咽痛3天,无发热,有肿胀感,伴有呼吸不畅。查体见悬雍垂及左侧软腭肿胀明显,扁桃体表面见白色脓点(图17-18)。诊断为急性扁桃体炎伴有左侧扁桃体周围炎。给予头孢菌素和奥硝唑抗感染及地塞米松静脉滴注。用药4天后肿胀和疼痛消失,给予口服头孢和甲硝唑,复诊时已痊愈。

病例 17-19　　患者,女性,29岁,因咽痛1周,加重1天就诊。查体见张口受限,右侧软腭明显隆起(图17-19),穿刺抽出7 mL灰褐色脓液。

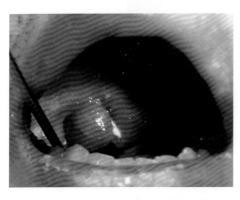
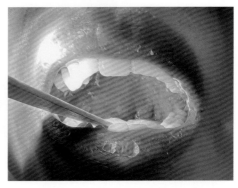

图 17-18　急性扁桃体炎和扁桃体周围炎　　　**图 17-19　急性扁桃体周围脓肿**

第七节　咽后壁脓肿

咽后壁脓肿为咽后隙化脓性炎症,因发病机制不同分为急性和慢性咽后壁脓肿。急性咽后壁脓肿较常见,约占 94.8%,为咽后淋巴结急性化脓所致,多发生于 3 个月至 3 岁的婴幼儿,半数以上病例发生于 1 岁以内,冬、春季多见。慢性咽后壁脓肿较少见,约占 5.1%,多因颈椎结核引起。咽后间隙位于椎前筋膜与颊咽筋膜之间,上起颅底,下至上纵隔,相当于第 1~2 胸椎平面,外侧为颈动脉鞘。咽后间隙在中线处被咽缝分为左右两侧,且不相通。

病例 17-20　患者,女性,81 岁,因咽痛伴呼吸困难 2 天在当地医院就诊,抗感染及消肿治疗后效果不佳,转专科医院进一步诊治,过程中发现房颤,遂转至我院进一步观察及治疗。患者有吞咽困难,不能进食。喉镜检查见咽后壁肿胀隆起明显,会厌无明显肿胀,会厌根部及咽侧壁隆起(图 17-20),声带运动好,梨状窝窥不及。

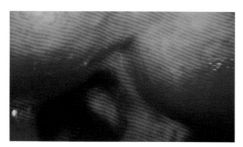 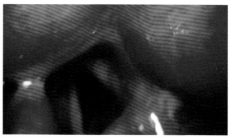

咽后壁隆起

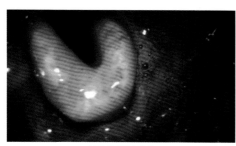 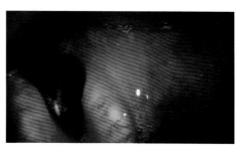

会厌无明显肿胀　　　　　　　　　　　　会厌根部及咽侧壁隆起

图 17-20　咽后壁脓肿

第八节 急性会厌炎

急性会厌炎是耳鼻咽喉头颈外科的急危重症。治疗原则：对于早期和Ⅰ～Ⅱ度喉梗阻患者，应在抗生素治疗的同时使用足量的糖皮质激素减轻会厌肿胀，并在床旁准备气管切开包，一旦病情加重应具备紧急气管切开的条件；对于Ⅲ度呼吸困难患者，则应行紧急气管切开。

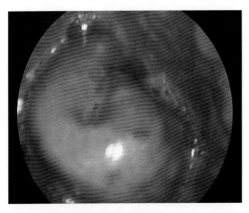

图 17‑21 急性会厌炎（一）

病例 17‑21 患者，男性，58岁，咽痛数天，突发呼吸困难。喉镜检查见会厌高度肿胀、卷曲，诊断为急性会厌炎。大剂量激素静脉使用后不缓解，予紧急气管切开术，患者表现为吸气性呼吸困难、三凹征，大汗淋漓，会厌卷曲、高度肿胀。图 17‑21 为气管切开术后第 4 天的图像，气管切开术前患者的会厌肿胀程度更严重。

病例 17‑22 患者，女性，44 岁，咽痛 1 天，无呼吸困难，急性呼吸道病毒感染 9 天。查体见会厌舌面和双侧披裂高度水肿，诊断为急性会厌炎（图 17‑22）。经抗感染及激素治疗后好转。

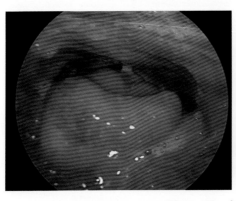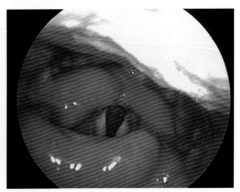

图 17‑22 急性会厌炎（二）

病例 17‑23 患者，男性，44 岁，因咽痛 2 天就诊，无呼吸困难。喉镜下见会厌肿胀呈球状(图 17-23A),会厌舌面见小片溃疡样改变,声门窥不及(图 17-23B)。

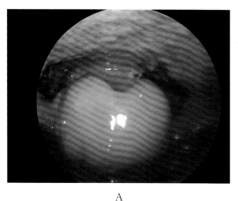 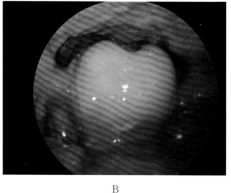

A

B

图 17-23　急性会厌炎(三)

病例 17-24　患者,男性,63 岁,因咽痛就诊。既往常有反复发作的咽喉部溃疡病史(图 17-24A)。喉镜检查见会厌红肿、会厌喉面溃疡,诊断为急性会厌炎(图 17-24B)。用糖皮质激素数天后症状有所减轻,现已处于恢复期(图 17-24 C、D)。

病例 17-25　患者,男性,68 岁,有咽痛,但无呼吸困难。喉镜检查见会厌充血、肿胀(图 17-25A),会厌喉面见溃疡(图 17-25B),诊断为急性会厌炎。

病例 17-26　患者,女性,32 岁,因咽痛、咽部梗阻感、药片无法下咽就诊。外院曾诊断为急性扁桃体炎。喉镜检查见会厌水肿充血,梨状窝见积液(图 17-26 A、B),两侧披裂水肿明显、声音运动好(图 17-26 C、D),诊断为急性会厌炎。

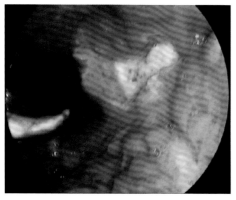 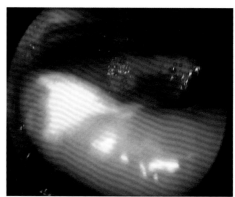

A(治疗前 3 个月咽部溃疡)

B(就诊时)

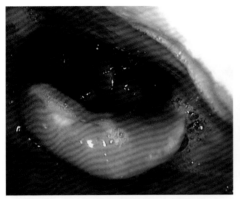

C(治疗后 3 天) D(治疗后 8 天)

图 17 - 24 急性会厌炎(四)

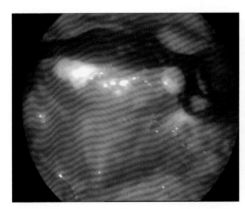

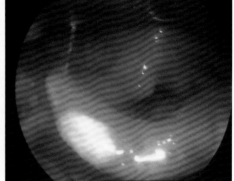

A B

图 17 - 25 急性会厌炎(五)

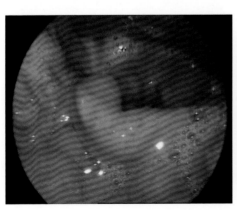

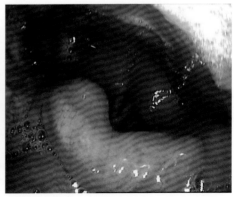

A B

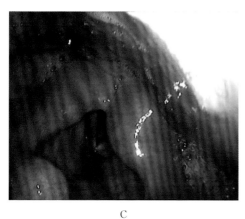

C

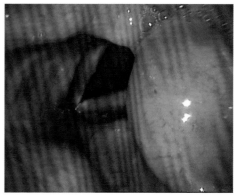

D

图 17-26　急性会厌炎(六)

第九节　咽喉部溃疡

病例 17-27　患者,男性,66 岁,因咽痛就诊。查体见下咽黏膜大面积溃疡(图 17-27)。

病例 17-28　患者,女性,55 岁,喉镜检查见会厌溃疡累及会厌喉面(图 17-28)。

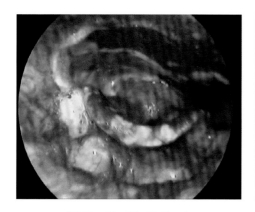

图 17-27　咽部溃疡

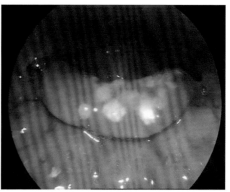

图 17-28　会厌溃疡

第十节　咽喉部特殊感染

除了非特异性感染,咽喉部亦可有特殊类型的感染,其中咽喉部结核感染表现多样,可以类似新生物,须与喉癌鉴别;亦可表现为散在溃疡。对于咽喉部多发的溃疡性病变,应考虑该病的可能。病理及血液结核感染 T 细胞斑点试验(T-SPOT)检查有助于诊断,确诊后应积极行抗结核治疗。此外,对于长期口服免疫抑制剂的患者,亦有可能出现真菌感染。

病例 17-29　患者,男性,49 岁,确诊为喉结核(图 17-29)。

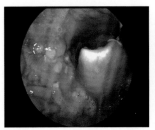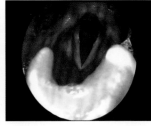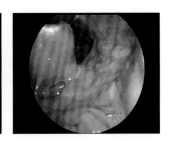

图 17-29　喉 结 核 (一)

病例 17-30　患者,男性,64 岁,因声嘶 4 月余就诊。病理确诊为喉结核伴鳞状上皮异型增生(图 17-30)。

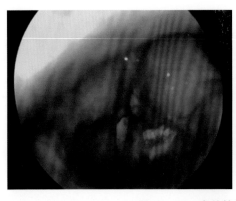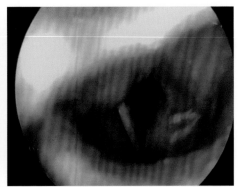

图 17-30　喉结核伴鳞状上皮异型增生

病例 17-31　患者,女性,24 岁,确诊为喉结核。治疗后对患者进行随访(图 17-31)。

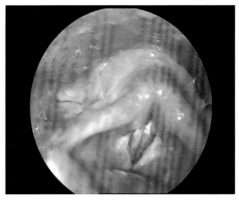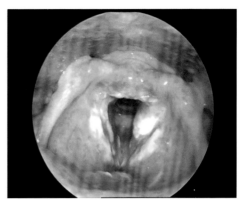

诊断时

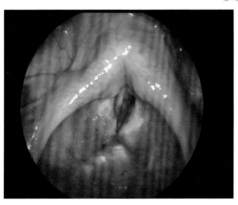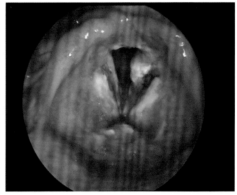

治疗后 1 周

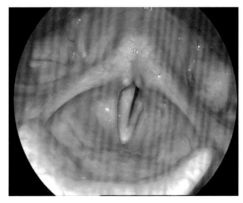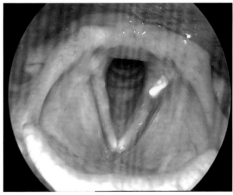

治疗 2 个多月后

图 17-31 喉结核(二)

病例 17-32 患者,男性,33 岁,因渐进性声嘶 1 个月就诊。喉镜检查见声带粗糙新生物,病理活检考虑喉隐球菌感染。之后患者在感染科进一步治疗,经完善检查发现同时存在肺、脑和血液的隐球菌感染。予以氟康唑和氟胞嘧啶联用抗真菌感染治疗，治疗前后喉镜检查结果如图 17 - 32 所示。患者 7 年前曾行肾移植，长期口服环孢素、麦考酚酯和泼尼松。

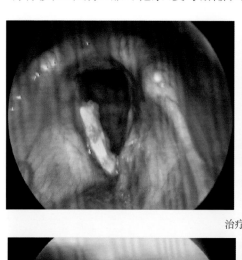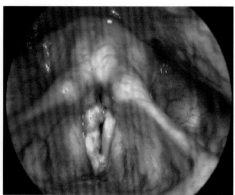

治疗前

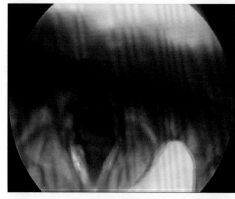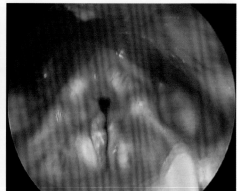

治疗 3 个月

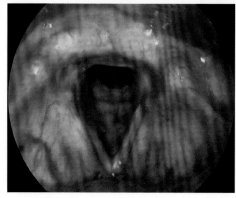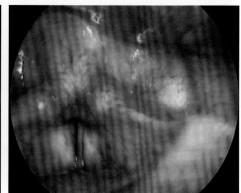

治疗 4 月

图 17 - 32　喉隐球菌感染

耳鼻咽喉·头颈外科临床病例图集

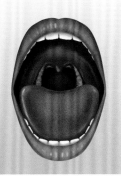

第十八章　咽部良性肿瘤

咽喉部良性肿瘤较为常见,其中乳头状瘤可能与病毒感染相关。舌根部位有较多的舌乳头,发生在舌根部位的乳头状瘤或者其他肿瘤性病变较容易遗漏。而会厌部位囊肿可能增加感染的机会,且随着肿瘤增大可能会出现异物感。

第一节　咽部乳头状瘤

病例 18-1　患者,男性,65 岁,因咽喉部不适就诊。喉镜检查见右侧扁桃体上极乳头状瘤(图 18-1)。

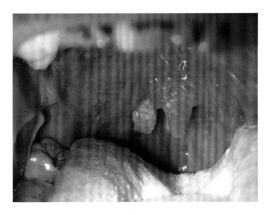

图 18-1　咽部乳头状瘤(一)

病例 18-2　患者,男性,64 岁,喉镜检查无意中发现舌根乳头状新生物(图 18-2)。

病例 18-3　患者,男性,59 岁,主诉声嘶 2 个月。喉镜检查见咽后壁扁平粉红色新生物(图 18-3)。吸烟史 40 年,每日 40 支;否认饮酒史。间隔 1 个月做了 2 次喉镜,外观无明显变化。予以手术治疗,术后病理证实为鳞状上皮乳头状增生伴不全角化。

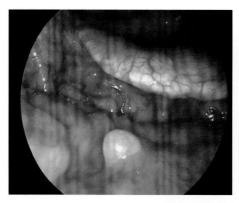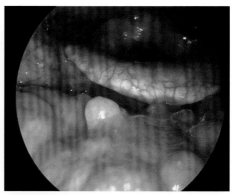

图 18-2 咽部乳头状瘤(二)

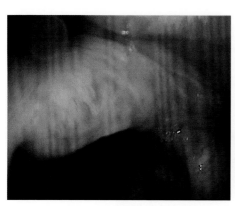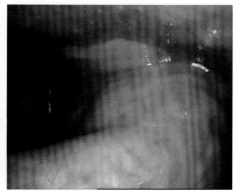

A(远观)　　　　　　　　　　　　　　　B(近观)

图 18-3 咽部乳头状瘤(三)

第二节　会 厌 囊 肿

病例 18-4　患者,女性,47 岁,因咽部异物感就诊。喉镜检查见会厌囊肿,囊肿较大(图 18-4)。

病例 18-5　患者,男性,29 岁,因会厌巨大囊肿就诊。患者全身麻醉,取平卧位、头后仰,常规消毒铺巾。导入电子喉镜,见舌根及会厌谷交界处偏右侧巨大囊肿样物(图 18-5),延至右侧杓会厌襞。予手术切除,术后病理为囊肿。

病例 18-6　患者,女性,63 岁,因咽喉部异物感就诊。喉镜检查见会厌囊肿(图 18-6)。

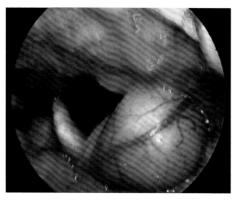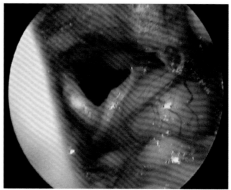

图 18 - 4 会厌囊肿(一)

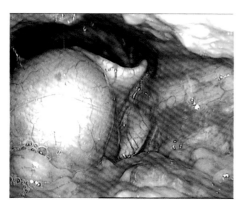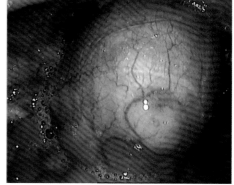

A(远观)　　　　　　　　　　　　　B(近观)

图 18 - 5 会厌囊肿(二)

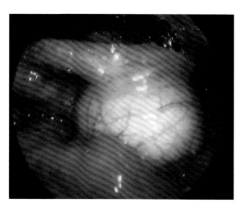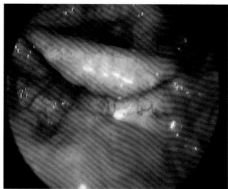

图 18 - 6 会厌囊肿(三)

病例 18-7 患者,男性,59岁,因咽喉部异物感就诊。喉镜检查见会厌囊肿(图 18-7)。

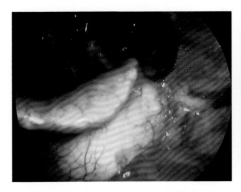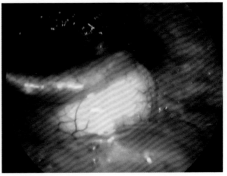

图 18-7 会厌囊肿(四)

病例 18-8 患者,男性,69岁,喉镜检查发现会厌囊肿(图 18-8)。

病例 18-9 患者,女性,52岁,因咽部不适就诊。喉镜检查见会厌囊肿(图 18-9)。

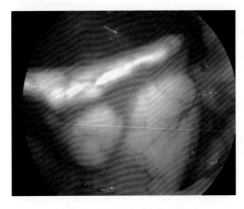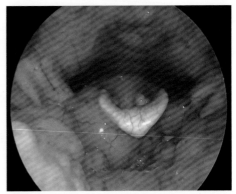

图 18-8 会厌囊肿(五)   图 18-9 会厌囊肿(六)

第三节 舌 根 肿 物

病例 18-10 患者,男性,48岁,因咽部不适就诊。喉镜检查见舌根肿物(图 18-10)。

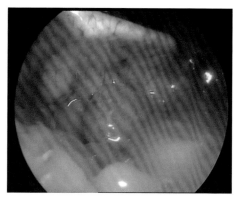
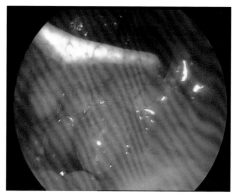

图 18－10　舌根肿物(一)

病例 18－11　患者,女性,65 岁,喉镜检查发现舌根肿物(图 18－11),最终病理确诊为淋巴组织高度反应性增生。

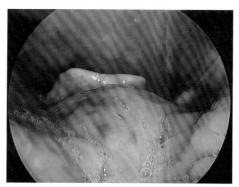
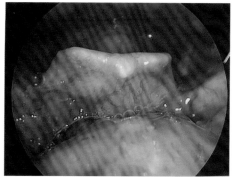

图 18－11　舌根肿物(二)

第四节　下咽血管瘤

病例 18－12　患者,男性,52 岁,无明显不适主诉。喉镜检查见下咽血管瘤,位于环状软骨后(图 18－12)。

病例 18－13　患者,女性,40 岁,体检时喉镜检查见左侧梨状窝前壁血管瘤(图 18－13)。

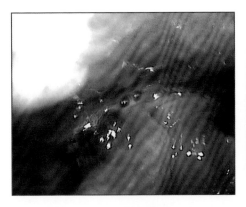

图 18-12　下咽血管瘤(一)

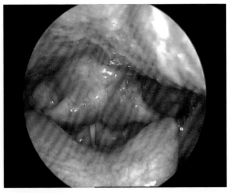

图 18-13　下咽血管瘤(二)

第五节　下咽脂肪肉瘤

病例 18-14　患者,女性,56 岁,反复恶心、呕吐,并呕出条状物,被患者反复吐出又反复咽下,其状甚怖(图 18-14A)。胃镜检查见右侧梨状窝光滑新生物,垂向食管内生长(图 18-14B)。后将下咽部肿瘤在内镜下切除(图 18-14C),切除后患者出现食管狭窄,经过多次胃镜下行食管扩张术后痊愈。

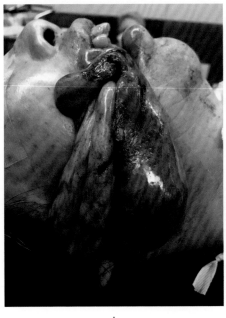

A

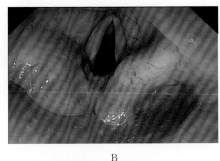

B

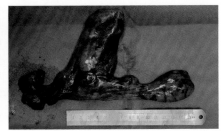

C

图 18-14　下咽脂肪肉瘤

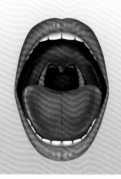

第十九章　喉部良性病变

　　喉是发音和呼吸的重要结构，累及喉部的病变主要为炎症、肿瘤、神经肌肉病变和外伤等。由于喉部亦是气道最窄处，因此即便是良性病变，当其堵塞声门后依然可出现危及生命的严重后果。

第一节　正常喉部

　　病例 19-1　患者，男性，38 岁，因咽部不适就诊。喉镜检查见咽喉部结构清晰(图 19-1)，会厌结节比较突出，但属于正常。正常声带呈此种白色，表面血管少。

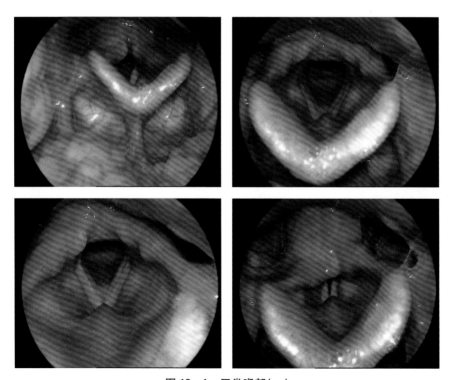

图 19-1　正常喉部(一)

病例 19-2 患者,女性,27 岁,甲状腺术前检查。喉镜检查示双侧声带运动好,结构清晰(图 19-2)。

病例 19-3 患者,男性,57 岁。喉镜检查见会厌十分卷曲,舌根部的舌乳头及淋巴组织结构清晰(图 19-3)。

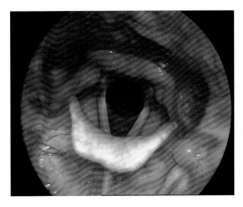

图 19-2 正常喉部(二)

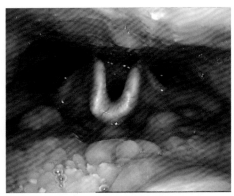

图 19-3 正常喉部(三)

第二节 急性喉炎

病例 19-4 患者,女性,64 岁,因声嘶就诊。喉镜检查见声带充血、水肿,表面附着少许白色分泌物,声带后端显得苍白(图 19-4)。

病例 19-5 患者,男性,42 岁,因声嘶就诊。喉镜检查见声带充血,边缘见白色渗出(图 19-5)。

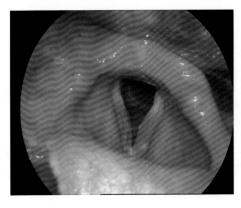

图 19-4 急性喉炎(一)

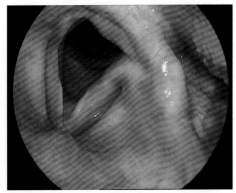

图 19-5 急性喉炎(二)

第三节　声带小结

病例 19-6　患者,女性,56 岁,因声嘶就诊。喉镜检查见双侧声带小结（图 19-6）。

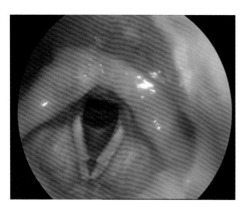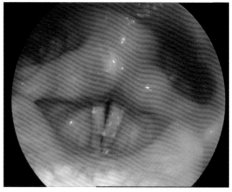

图 19-6　声带小结

第四节　声带息肉

病例 19-7　患者,男性,50 岁,因声嘶就诊。2018 年 11 月（图 19-7A）和 2019 年 5 月（图 19-7B）分别进行了两次喉镜检查。2019 年检查后不久,在全身麻醉支撑喉镜下行声带息肉摘除术,术后病理证实为声带息肉。

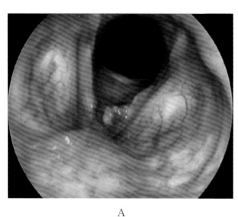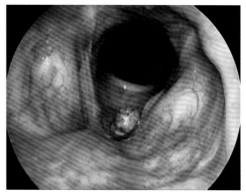

A　　　　　　　　　　　　　　　B

图 19-7　声带息肉（一）

患者,男性,63 岁,因声嘶就诊。喉镜检查见右侧声带中段小息肉(图 19-8)。

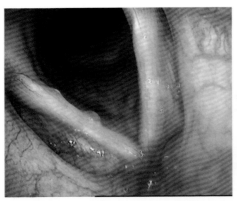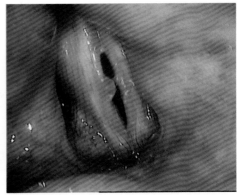

图 19-8 声带息肉(二)

病例 19-9 患者,女性,45 岁,因声嘶 1 个月就诊。喉镜检查见左侧声带前中段红色息肉,基底宽(图 19-9)。

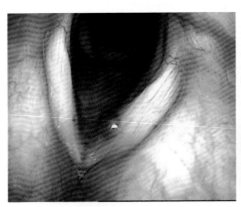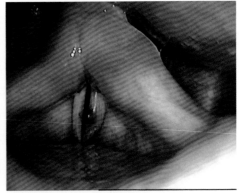

图 19-9 声带息肉(三)

病例 19-10 患者,女性,57 岁,因声嘶就诊。喉镜检查见左侧声带中段小息肉,色红(图 19-10)。

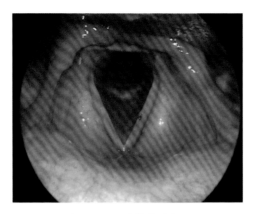

图 19‑10　声带息肉(四)

第五节　声带任克水肿

病例 19‑11　患者,男性,55 岁,声嘶为主诉。喉镜下诊断为声带任克水肿(图 19‑11)。

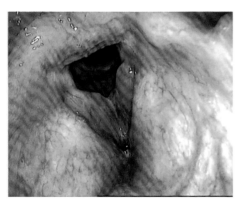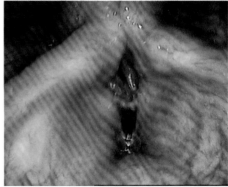

图 19‑11　声带任克水肿(一)

病例 19‑12　患者,男性,63 岁,因声嘶就诊。喉镜下诊断为声带任克水肿(图 19‑12)。

病例 19‑13　患者,男性,55 岁,有长期烟酒嗜好,表现为声音嘶哑。喉镜检查见双侧声带高度水肿,诊断为声带任克水肿(图 19‑13)。

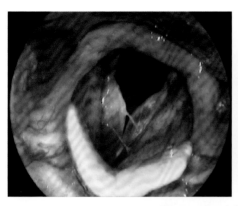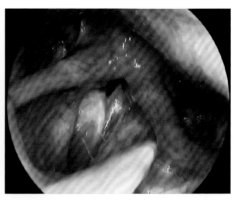

图 19-12　声带任克水肿（二）

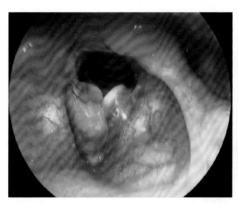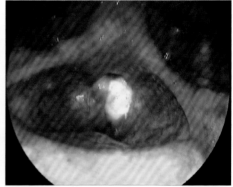

图 19-13　声带任克水肿（三）

第六节　喉　囊　肿

病例 19-14　患者，女性，50岁，因声嘶就诊。喉镜检查见右侧声带囊肿（图 19-14）。

病例 19-15　患者，男性，32岁，因声嘶就诊。喉镜检查见右侧声带光滑囊肿样物（图 19-15）。

病例 19-16　患者，男性，60岁，因声音嘶哑就诊。喉镜检查见右侧声带囊肿（图 19-16）。

病例 19-17　患者，男性，68岁，无明显不适主诉。喉镜检查见室带囊肿（图 19-17），较少见。

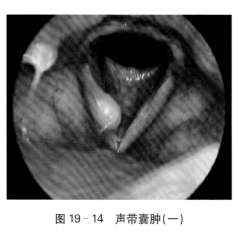

图 19 - 14　声带囊肿(一)

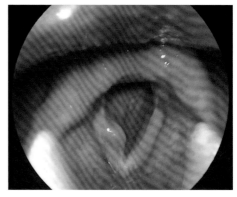

图 19 - 15　声带囊肿(二)

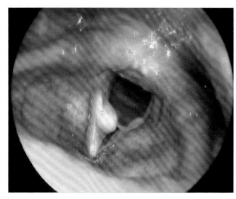

术前

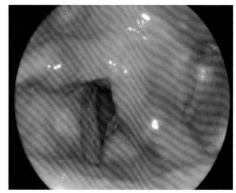

术后

图 19 - 16　声带囊肿(三)

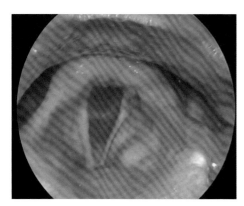

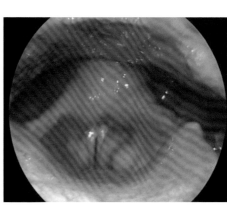

图 19 - 17　喉　囊　肿

第七节　喉乳头状瘤

病例 19-18　患者,男性,63 岁,喉镜检查发现会厌喉面的乳头状瘤(图 19-18)。本病因术中不容易暴露,该部位手术有一定困难。

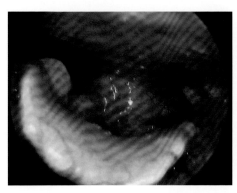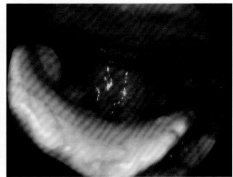

图 19-18　喉乳头状瘤

第八节　喉　角　化

病例 19-19　患者,男性,67 岁,病理提示双侧声带黏膜慢性炎伴上皮过度角化(图 19-19)。

病例 19-20　患者,男性,59 岁,声嘶 1 个月。CO_2 激光切除病变,病理提示过度角化(图 19-20)。

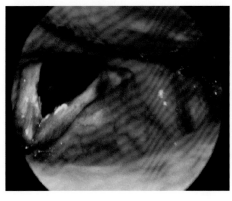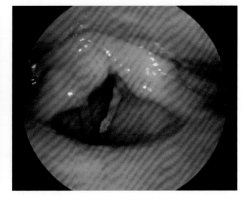

图 19-19　声带角化(一)　　　　　图 19-20　声带角化(二)

第九节 喉淀粉样变

病例 19-21 患者,男性,83 岁,因吞咽不畅半年就诊。喉镜检查见披裂颗粒样新生物,组织活检病理诊断为淀粉样变(图 19-21)。患者既往有类风湿性关节炎病史 3 年余。

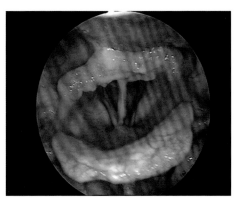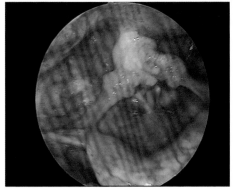

图 19-21 喉淀粉样变

第十节 喉血管瘤

病例 19-22 患者,女性,34 岁,因咽部异物感 5 月余入院。5 个月前咳嗽后出现咽喉部异物感,症状逐渐加重,病程中伴 3 次咯血,1 周前发现血中有疑似肉样团块物,近半个月出现平卧位睡眠呼吸时咽喉部有异物随气流飘动感,吞咽食物咽喉部有明显异物感。术后病理诊断为血管源性肿瘤,结合免疫组化结果,考虑毛细血管瘤(图 19-22)。

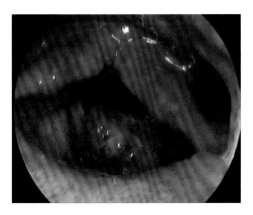

图 19-22 喉血管瘤(一)

病例 19-23 患者,女性,69 岁,因声嘶 1 年,呼吸不畅半年就诊。喉镜

检查见喉部巨大新生物(图 19‐23 A、B),术前增强 CT(图 19‐23C)和 MRI(图
19‐23D)检查考虑血管瘤,行手术切除(图 19‐23 E、F)。

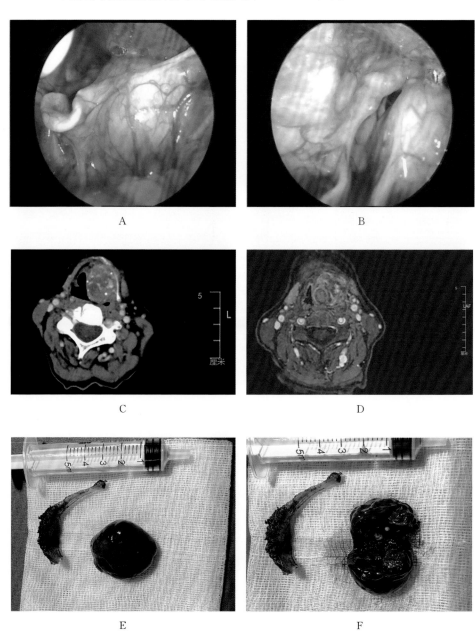

图 19‐23 喉血管瘤(二)

第十一节　喉肉芽肿

病例 19-24　患者,男性,25 岁,因声嘶就诊。喉镜检查见左侧声带后端巨大肉芽样新生物(图 19-24)。

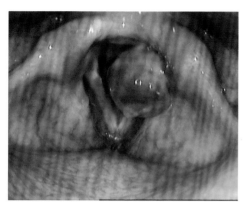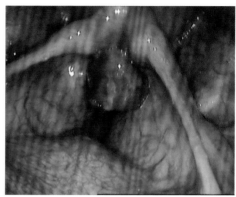

图 19-24　喉肉芽肿(一)

病例 19-25　患者,男性,47 岁,声带突肉芽肿手术切除后随访(图 19-25)。

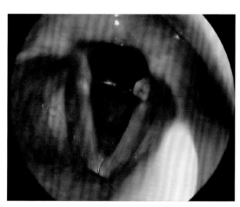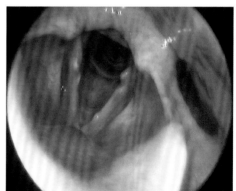

术后即刻　　　　　　　　　　　　　术后 4 个月

图 19-25　喉肉芽肿(二)

病例 19-26　患者,男性,42 岁,近期有全身麻醉手术史。喉镜下声带开放时见左侧声带突肉芽肿(图 19 - 26A),闭合时看不到肉芽(图 19 - 26B)。

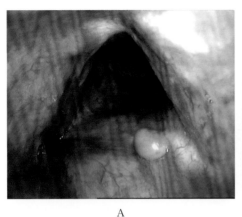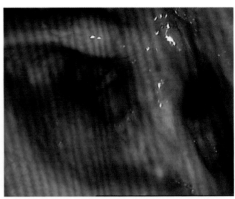

A   B

图 19 - 26 喉肉芽肿(三)

病例 19 - 27 患者,男性,56 岁。左侧声带突溃疡样改变(图 19 - 27A);抑酸治疗后复查,有好转(图 19 - 27B)。

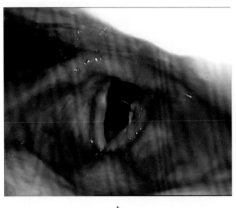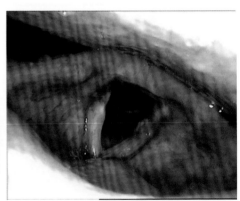

A   B

图 19 - 27 喉肉芽肿(四)

病例 19 - 28 患者,男性,63 岁。喉镜检查发现会厌及披裂颗粒状肉芽肿,组织活检病理诊断为肉芽肿(图 19 - 28)。

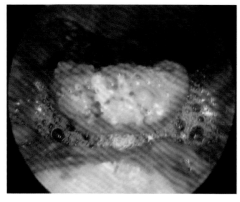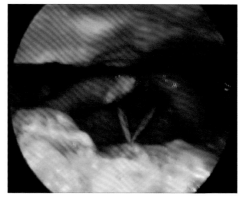

初诊时

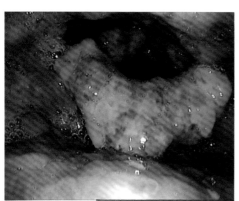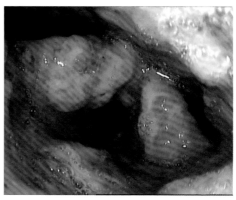

近 3 个月复诊时

图 19 - 28　喉肉芽肿(五)

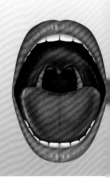

第二十章 鼻 咽 癌

早期鼻咽癌往往没有明显的症状,确诊时多已是中、晚期。因此,对高危患者行电子鼻咽镜检查十分重要。鼻咽癌亦需要与鼻咽部良性病变、感染相鉴别,活检是确诊手段。初诊的鼻咽癌患者多采用放、化疗,而针对放疗后复发的鼻咽癌患者,目前多采用手术治疗。

病例 20 - 1 患者,男性,76 岁,因分泌性中耳炎 1 年就诊。鼻内镜下见鼻咽部新生物(图 20 - 1),鼻咽组织活检病理证实为低分化鳞状细胞癌、分化型。

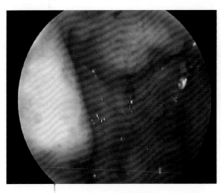
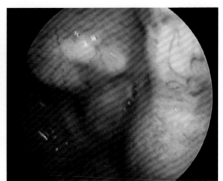

鼻咽部右侧(初诊时)　　　　　　　　鼻咽部左侧(初诊时)

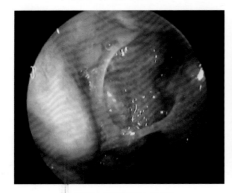
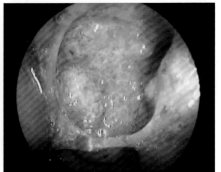

鼻咽部右侧(治疗 1 年后)　　　　　　鼻咽部左侧(治疗 1 年后)

图 20 - 1　鼻咽癌(一)

病例 20-2 患者,男性,57 岁,发现左侧颈部肿块 1 年。穿刺检查示转移性低分化鳞状细胞癌,非角化型。鼻内镜检查见鼻咽顶和左侧咽隐窝交角处的黏膜粗糙、血管迂曲、增生(图 20-2)。组织活检病理诊断为低分化癌。

病例 20-3 患者,男性,44 岁。鼻内镜检查发现鼻咽左侧肿物(图 20-3),考虑鼻咽癌可能。鼻咽组织活检病理诊断为非角化型鳞状细胞癌。

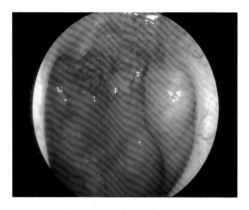

图 20-2 鼻咽癌(二)

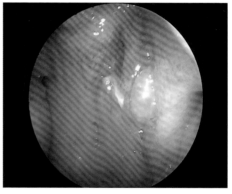

图 20-3 鼻咽癌(三)

病例 20-4 患者,女性,45 岁,发现左侧颈部肿物 1 个月。鼻内镜下可见左侧咽隐窝变窄,鼻咽顶后壁可见粗糙新生物(图 20-4)。

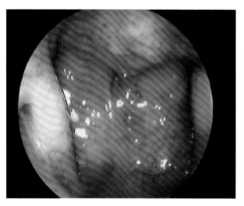

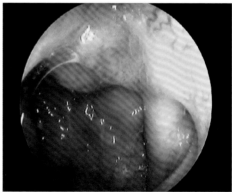

图 20-4 鼻咽癌(四)

病例 20-5 患者,男性,51 岁。鼻咽癌累及外耳道,并发生肝转移。门诊时发现硬腭被肿瘤侵蚀出一个孔(图 20-5)。

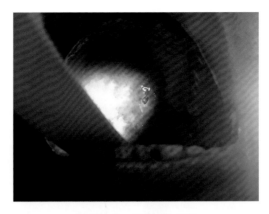

图 20-5 鼻咽癌 (五)

病例 20-6　　患者,男性,44 岁,因涕中带血半年就诊。鼻内镜检查见右侧鼻咽顶及中隔后端有新生物(图 20-6A),左侧嗅裂也有新生物(图 20-6B)。病理检查证实为鼻咽低分化鳞癌。

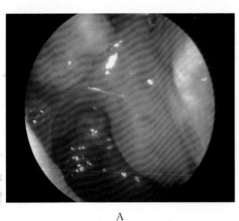
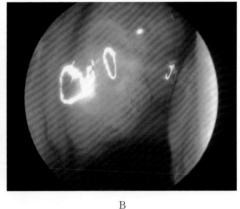

A　　　　　　　　　　　　　　　　　B

图 20-6 鼻咽癌 (六)

病例 20-7　　患者,男性,66 岁,右侧颞部痛 7 月余,因张口受限就诊。行鼻内镜检查发现右侧咽隐窝新生物,口腔科 CT 检查见右侧咽隐窝和鼻咽顶交界处粗糙隆起新生物,右侧中耳炎(图 20-7)。

病例 20-8　　患者,男性,53 岁,因鼻咽癌行放疗。经 34 次放疗后就诊,咽痛剧烈,查体见软腭溃疡,融合成片(图 20-8)。

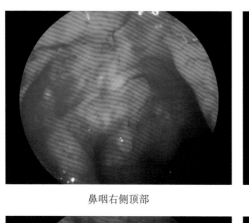

鼻咽右侧顶部

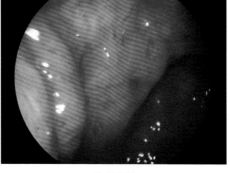

鼻咽右侧

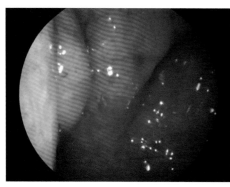

鼻咽右侧咽鼓管圆枕及其下方

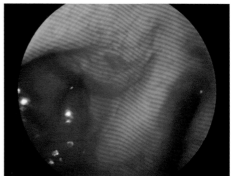

鼻咽部左侧

图 20 - 7　鼻 咽 癌 (七)

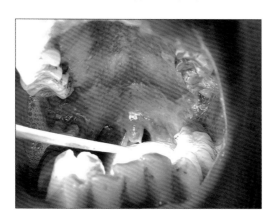

图 20 - 8　放射性咽溃疡

病例 20 - 9　患者,男性,54 岁,鼻咽癌放化疗后 5 月余。随访时,鼻内镜检查见鼻咽部坏死(图 20 - 9),有臭味。但组织活检病理显示阴性,考虑放射性骨坏死。

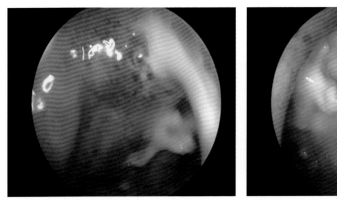
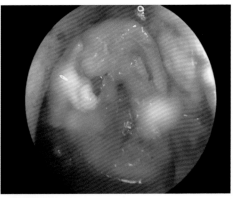

图 20-9　放射性骨坏死

病例 20-10　　患者,女性,42 岁,鼻咽癌确诊时(图 20 - 10 A、B)以及放疗后 3 个月复诊(图 20 - 10 C、D)。放疗后 5 月余时,出现双耳分泌性中耳炎(图 20 -10E、F)。

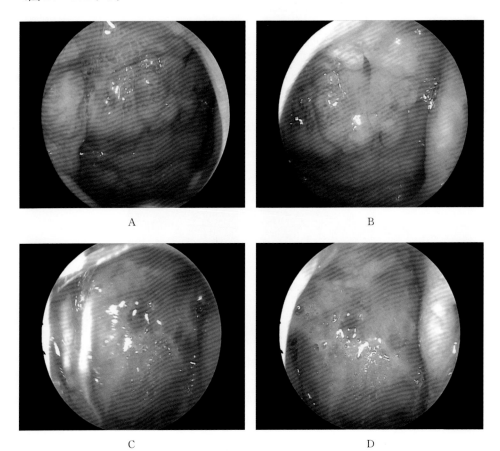

A

B

C

D

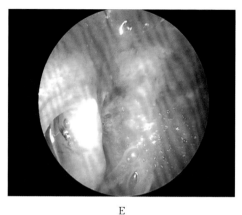
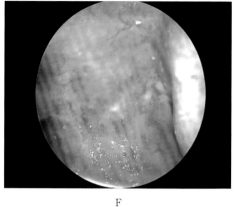

E   F

图 20 - 10　鼻咽癌及其放疗

病例 20 - 11　患者,男性,52 岁,鼻咽癌放疗后 3 年复诊。查体见颈部皮肤色泽正常,鼻咽部光滑,右侧咽隐窝上方见瘢痕(图 20 - 11)。

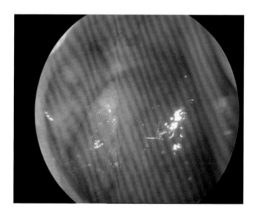

图 20 - 11　鼻咽癌放疗后(一)

病例 20 - 12　患者,男性,59 岁,鼻咽癌放疗后 4 年。查体见鼻咽部干燥,有痂皮,右侧咽隐窝部分粘连(图 20 - 12)。

病例 20 - 13　患者,男性,59 岁,鼻咽癌放疗后 6 年余。鼻咽部放疗后 4、4.5、6 年后的随访结果如图 20 - 13A～C 所示。放疗后 6 年,清理后可见咽隐窝粘连,部分闭锁,左侧咽隐窝上方有瘘口(图 20 - 13D)。

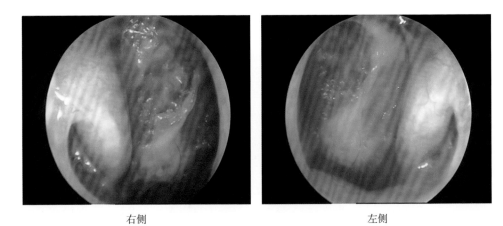

右侧　　　　　　　　　　　　　　　　　左侧

图 20‑12　鼻咽癌放疗后(二)

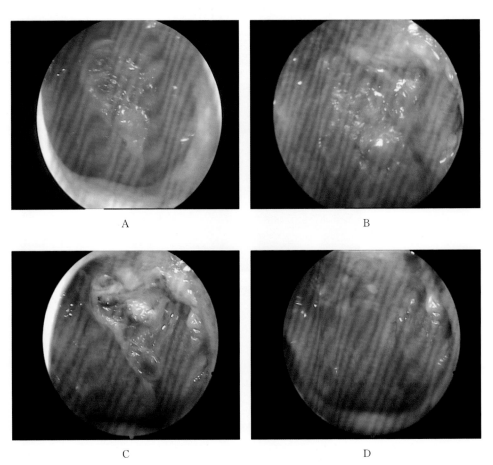

A　　　　　　　　　　　　　　　　　B

C　　　　　　　　　　　　　　　　　D

图 20‑13　鼻咽癌放疗后(三)

病例 20-14 患者,男性,44 岁,鼻咽癌放疗后 12 年。查体见双侧后鼻孔粘连,部分闭锁,右侧为甚,从左侧进入鼻咽部见其呈放疗后改变(图 20-14)。

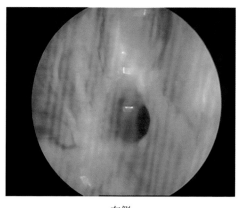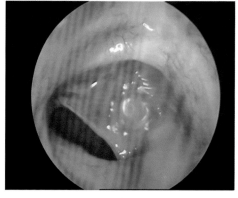

右侧   左侧

图 20-14　鼻咽癌放疗后(四)

病例 20-15 患者,女性,61 岁,鼻咽癌放疗后 18 年随访,可见迟发性舌神经损伤产生的舌肌颤搐(图 20-15)。肌颤搐指一群或一块肌肉在休止状态下呈现的缓慢、持续、不规则的波动性颤动,肉眼可见;见于特发性肌颤搐、获得性神经性肌强直综合征等。

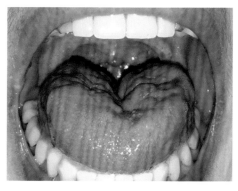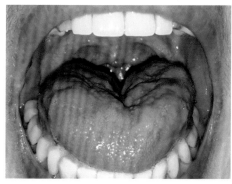

图 20-15　鼻咽癌放疗后(五)

病例 20-16 患者,男性,62 岁,鼻咽癌放化疗后 38 年随访。左侧颞部头痛,查体见鼻咽部左侧较多脓性分泌物,清理后见隆起型新生物、中部坏死(图 20-16),予组织活检。活检后病理未见恶性证据,且 EBER 检测阴性。

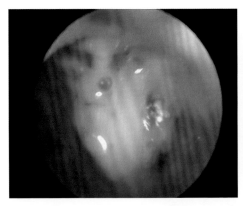
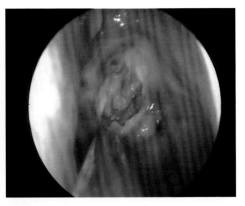

图 20-16　鼻咽癌放疗后(六)

病例 20-17　患者,男性,62 岁。鼻咽癌综合治疗后,鼻咽部黏膜变得异常干燥,很容易产生分泌物凝结的痂皮(图 20-17),可以用生理盐水冲洗鼻腔。

病例 20-18　患者,男性,64 岁。鼻内镜检查见鼻咽顶后壁红色肿物(图 20-18),组织活检病理诊断为鼻咽部恶性肿瘤,行手术治疗。术后病理考虑鼻腔非肠型腺癌(低级别)。

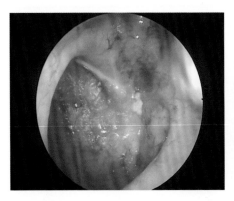
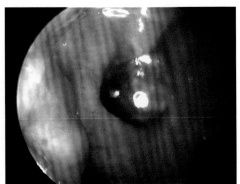

图 20-17　鼻咽癌放疗后(七)　　　　　图 20-18　鼻咽部非肠型腺癌

耳鼻咽喉·头颈外科临床病例图集

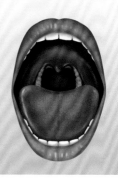

第二十一章 咽部恶性肿瘤

常规的纤维喉镜或电子喉镜在经鼻腔检查鼻咽喉部时,很容易忽略扁桃体和舌根。因此,对于不明原因转移癌,须结合多种检查手段,而不能仅凭借一种检查方式。PET/CT 是一种很好的辅助检查手段。

第一节 口咽癌

病例 21-1 患者,女性,50 岁,无烟酒史。悬雍垂和右侧扁桃体上极见肿瘤组织,左侧扁桃体无异常(图 21-1)。组织活检病理确诊为口咽癌。

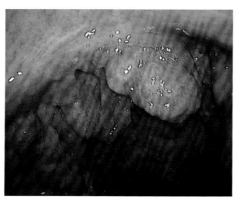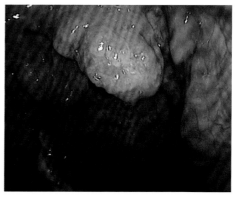

图 21-1 口咽癌(一)

病例 21-2 患者,女性,65 岁。喉镜检查见左侧扁桃体增生肿大,表面血管扩张(图 21-2),病理证实为扁桃体鳞癌。

病例 21-3 患者,男性,54 岁。因进食不畅 1 月伴咽痛就诊,只能进食半流质。喉镜检查右侧扁桃体上极见粗糙新生物,累及右侧腭舌弓、右侧全扁桃体(图 21-3A)、左侧腭舌弓上部、左侧扁桃体上极、悬雍垂、双侧腭帆游离缘(图 21-3B)。组织活检病理诊断为角化型鳞状细胞癌。

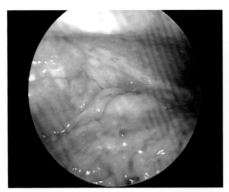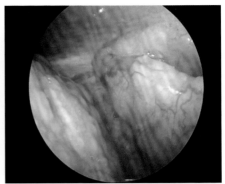

图 21-2　口 咽 癌 (二)

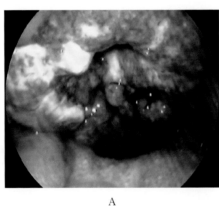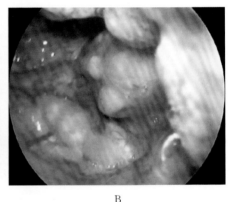

A　　　　　　　　　　　　　　　　B

图 21-3　口 咽 癌 (三)

病例 21-4　患者,男性,63 岁,原诊断为颈部不明原因转移癌。后经仔细排查,发现右侧扁桃体可疑病灶(图 21-4),遂行扁桃体摘除术,术后病理证实为扁桃体癌。该患者的扁桃体并不大,如果不是仔细寻找,很难发现肿瘤病灶。术中发现整个扁桃体质地坚硬,几乎被肿瘤占据。确诊后,在肿瘤内科行化疗以及免疫治疗,未行放疗,随访 2 年余无复发。

病例 21-5　患者,男性,57 岁,舌根癌,累及会厌。予以行根治性切除,胸大肌皮瓣修复喉和部分舌体缺损的区域。同时,为了改善营养状况,行胃造瘘手术,患者术后恢复良好(图 21-5)。

病例 21-6　患者,男性,63 岁,诊断为口咽癌($cT_3N_{2c}M_0$,ⅣA 期)。肿瘤主体位于舌根侵犯右侧扁桃体、会厌、会厌前间隙,前下方达舌骨(图 21-6 A、B);术后外观见图 21-6 C、D;术后喉镜表现见图 21-6 E、F。

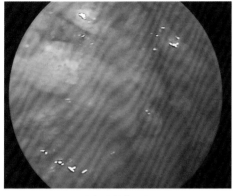 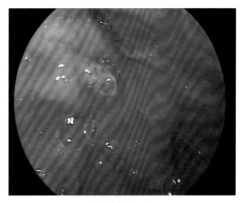

右侧扁桃体上极   右侧扁桃体下极

图 21 - 4   口 咽 癌（四）

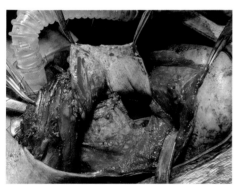 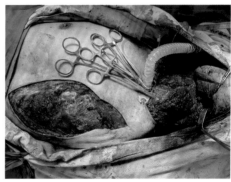

皮瓣与缺损创面的关系   胸大肌皮瓣供区的创面与口咽癌手术创面

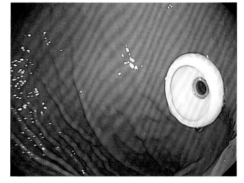 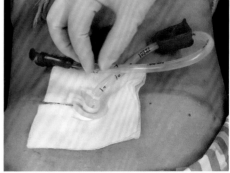

胃造瘘

图 21 - 5   口 咽 癌（五）

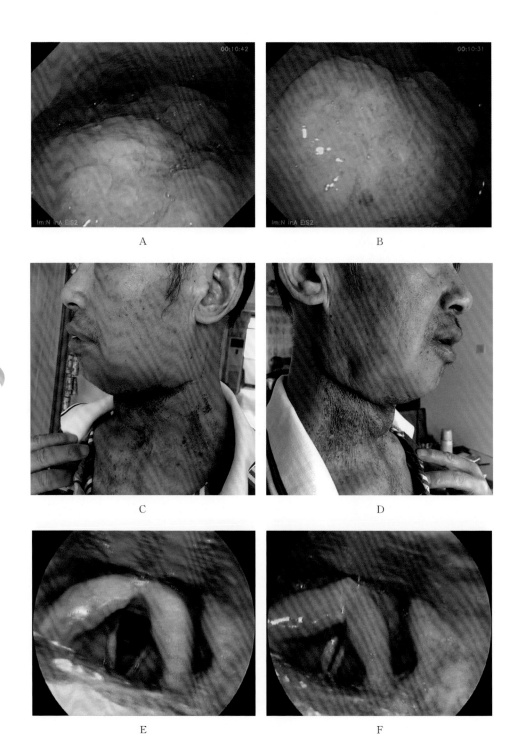

A

B

C

D

E

F

图 21-6 口咽癌（六）

患者,女性,47 岁,因舌根痛 30 余天,发现左颌下无痛性肿块半月余就诊。外院行左侧颈部淋巴结切除,病理检查提示转移性鳞状细胞癌。当地医院的电子喉镜检查为阴性,后来我院就诊,PET/CT 检查提示舌根病灶(图 21-7A),喉镜检查见舌根病灶(图 21-7 B、C)。组织活检见舌根部病灶质地酥脆,病理确诊为鳞癌。

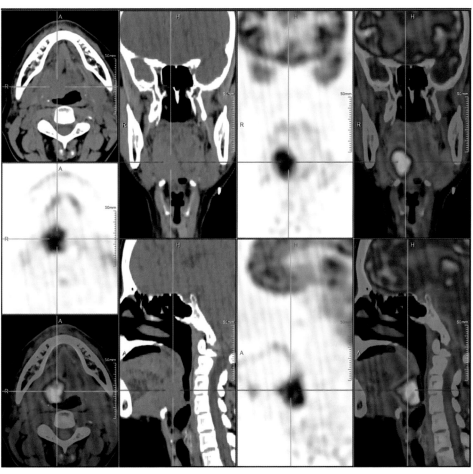

A

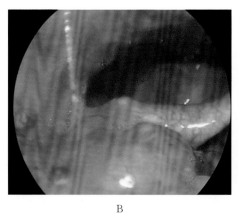
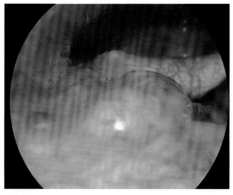

B   C

图 21-7　口咽癌（七）

第二节　下　咽　癌

病例 21-8　　患者，男性，62 岁，诊断为下咽癌，但未见明显的淋巴结侵犯。喉镜检查见会厌游离缘左侧亦见肿瘤累及，左侧声带固定，左侧下咽侧壁和后壁有受累（图 21-8）。

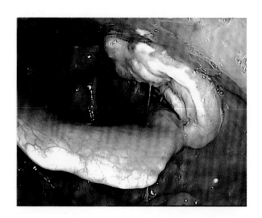

图 21-8　下咽癌（一）

病例 21-9　　患者，女性，68 岁，确诊为下咽癌。肿瘤处于较晚期，转移的淋巴结已累及右侧颈部皮肤（图 21-9 A、B）。喉镜下见右侧梨状窝粗糙隆起型新生物（图 21-9 C、D）。组织活检病理确诊为鳞癌后行放化疗。

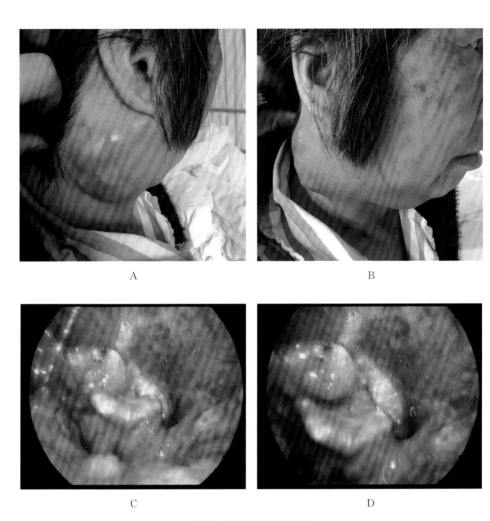

A

B

C

D

图 21-9　下咽癌（二）

　病例 21-10　患者，男性，63 岁，因下咽食管癌而行下咽及食管切除＋胃代食管手术（图 21-10），预后良好。

　病例 21-11　患者，男性，64 岁，因咽干不适 2 月余，发现右颈肿块 1 个月就诊。外院组织活检病理诊断为鳞癌，确诊为下咽癌（$cT_2N_1M_0$，Ⅲ期）。抽烟史 40 年，每日 20 支；每天饮黄酒 1L。术后标本可见肿瘤主要位于左侧梨状窝，累及咽侧壁（图 21-11）。

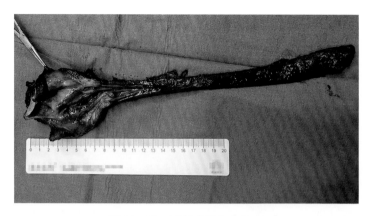

图 21 - 10　下咽癌伴有食管癌

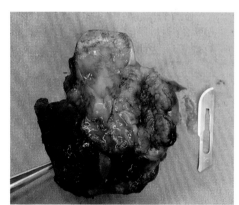

后面观

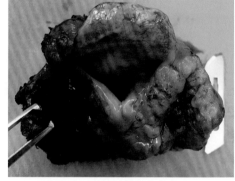

上面观

图 21 - 11　下 咽 癌 (三)

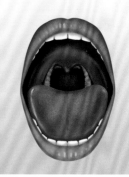

第二十二章 喉　癌

　　喉癌患者多为男性,女性喉癌患者十分少见,可能和不良的生活习惯以及激素水平相关。声门型喉癌可出现声音嘶哑,较容易早期诊断。随着肿瘤的进展,可出现呼吸困难。早期诊断能明显提高患者的生存率以及生活质量。

第一节　喉癌前病变

　　病例 22-1　　患者,男性,62 岁。声带白斑行 CO_2 激光切除手术。图 22-1 为声带白斑手术前后的喉镜表现。

　　病例 22-2　　患者,男性,44 岁,因声嘶 1 周左右就诊。喉镜检查见声带白斑(图 22-2)。

　　病例 22-3　　患者,男性,59 岁,因声音嘶哑就诊。喉镜下见双侧声带前中段白斑样物,诊断为声带白斑(图 22-3)。

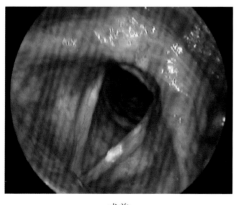

术前

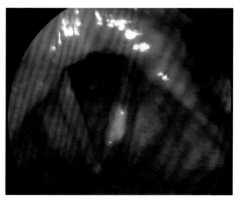

术后 2 周

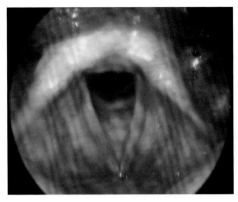

术后 3 月余   术后 1 年

图 22-1　喉癌前病变（一）

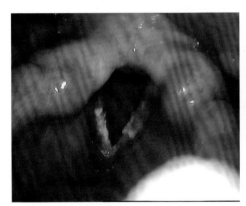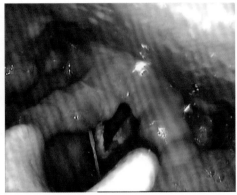

图 22-2　喉癌前病变（二）

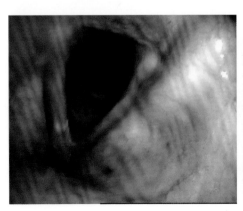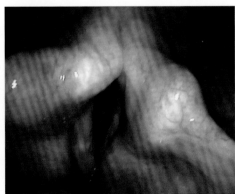

图 22-3　喉癌前病变（三）

耳鼻咽喉·头颈外科临床病例图集

病例 22-4 患者,男性,51 岁,已行 2 次手术。此次复查时,左侧声带上依然有白斑(图 22-4)。

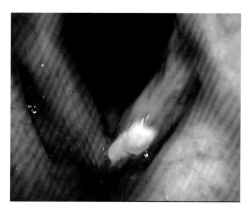

图 22-4 喉癌前病变(四)

第二节 喉 癌

病例 22-5 患者,男性,84 岁。在随访中肿瘤逐渐增大,遂行手术治疗。术后病理诊断为角化型鳞形细胞癌,分化中等。根据多次随访的喉镜图像(图 22-5),能够观察到肿瘤的演变过程以及评估生长速度。

病例 22-6 患者,女性,70 岁,声嘶 3 年。喉镜检查见左侧声带粗糙隆起型新生物,最终病理诊断为喉鳞癌。既往 9 年前有左侧声带息肉手术史,病理证实为息肉。多次随访的喉镜图像如图 22-6 所示。

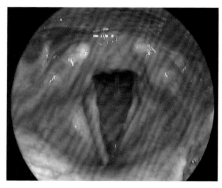

术前 21 个月

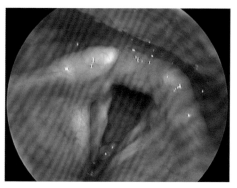

术前 12 个月

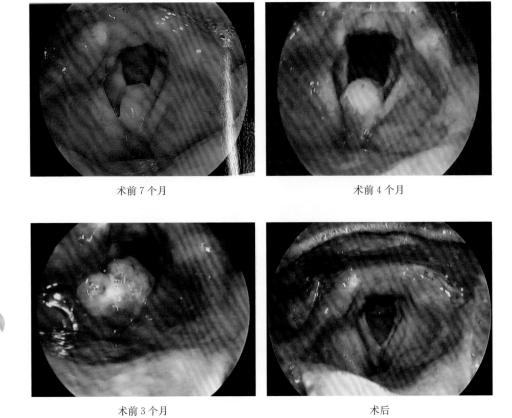

术前 7 个月   术前 4 个月

术前 3 个月   术后

图 22－5 喉 癌（一）

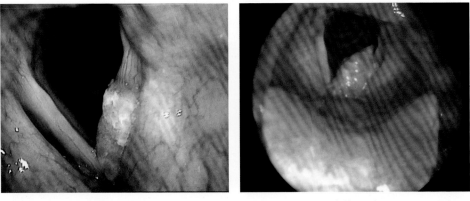

术前 3 个月   术前 10 天

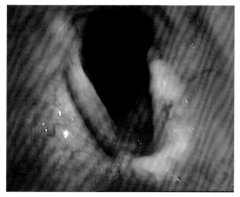
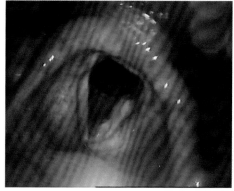

术后 6 天　　　　　　　　　　　　　　　术后 20 余天

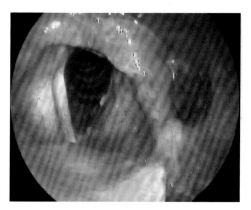

术后 50 天

图 22－6　喉　癌（二）

病例 22－7　　患者，男性，65 岁，因声音嘶哑就诊。喉镜检查见右侧声带粗糙隆起型新生物（图 22－7），组织活检病理确诊为右侧声带癌，行 CO_2 激光手术。

病例 22－8　　患者，男性，73 岁，会厌喉面粗糙隆起型新生物（图 22－8），病理诊断为喉鳞状细胞癌。

病例 22－9　　患者，男性，52 岁，确诊为声门上型喉癌，予全喉切除手术。虽然肿瘤未累及会厌舌面的黏膜，但已有明显隆起，术中将舌骨以及部分舌根的黏膜一并切除（图 22－9）。

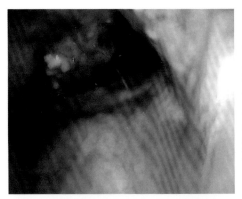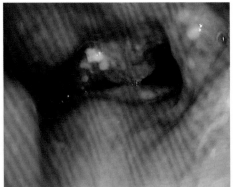

图 22 - 7 喉 癌（三）

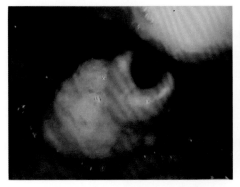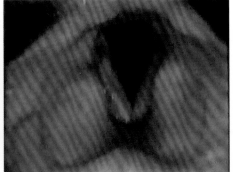

图 22 - 8 喉 癌（四）

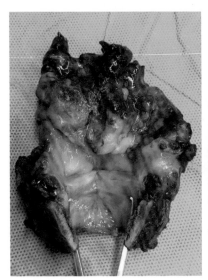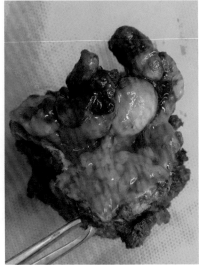

图 22 - 9 喉 癌（五）

耳鼻咽喉·头颈外科临床病例图集

病例 22-10   患者,男性,66 岁,喉镜检查提示会厌喉面粗糙新生物(图 22-10),病理证实为鳞状细胞癌。

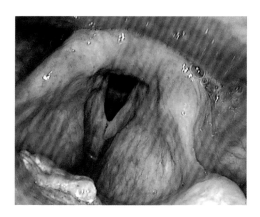

图 22-10   喉 癌 (六)

病例 22-11   患者,男性,71 岁,因声音嘶哑就诊。喉镜检查发现会厌喉面粗糙新生物,累及前联合(图 22-11),病理诊断为喉癌。后续 PET/CT 检查发现食管恶性肿瘤。

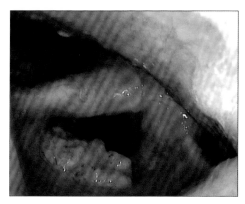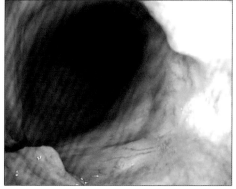

图 22-11   喉 癌 (七)

病例 22-12   患者,男性,46 岁,因声嘶 3 月余入院。喉镜检查提示右侧喉室膨隆,右侧声带运动差。PET/CT 示右侧喉恶性肿瘤伴右侧颈部、锁骨区多发淋巴结转移。患者肿瘤生长方式与喉鳞癌不同,黏膜表面光滑(图 22-12),病理诊断为喉部神经内分泌癌。

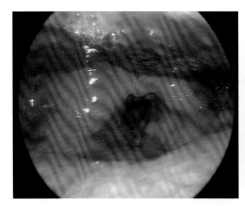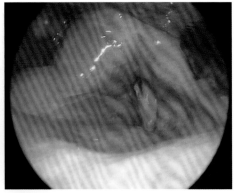

图 22 - 12　喉癌（八）

第三节　全喉切除术

病例 22 - 13　患者,男性,47 岁,3 个月前曾因声门下型喉癌而行环状软骨-舌骨-会厌吻合术,不久复发,并出现Ⅲ度喉梗阻。予气管切开术后行全喉切除(图 22 - 13)。

病例 22 - 14　患者,男性,74 岁,全喉切除手术 14 天拆线后外观(图 22 - 14)。

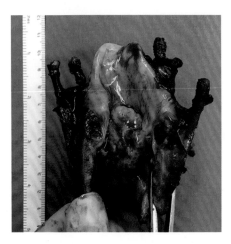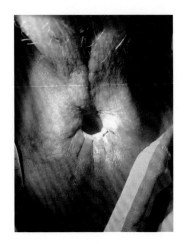

图 22 - 13　全喉切除术(一)　　　　图 22 - 14　全喉切除术(二)

病例 22 - 15　患者,男性,77 岁,诊断为喉癌。行全喉切除,术后标本如图 22 - 15 所示。

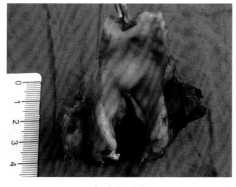

标本上面观

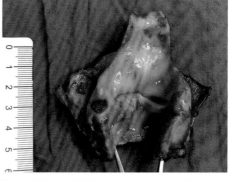

剪开环状软骨后端并撑开后,可见肿瘤向声门下生长

图 22-15 全喉切除术(三)

病例 22-16 患者,男性,60 岁,诊断为声门型喉癌,行全喉切除手术(图 22-16)。

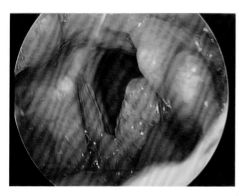

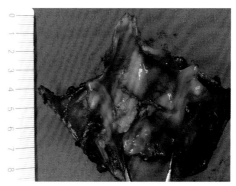

图 22-16 全喉切除术(四)

病例 22-17 患者,男性,43 岁,因喉咽癌行全喉切除及左侧颈部淋巴结清扫术(图 22-17)。术后 10 个月因左侧颈部淋巴结复发,遂入院行颈淋巴结清扫术。

病例 22-18 患者,男性,72 岁,诊断为跨声门型喉癌。术后不到 2 年肿瘤复发(图 22-18)。

病例 22-19 患者,男性,57 岁,2 个月前诊断喉癌($cT_{4a}N_0M_0$)。行全喉切除术,术后建议补充放疗,但患者拒绝,喉癌很快复发(图 22-19)。该患者后因肿瘤侵犯颈部大血管,导致大出血而死亡。

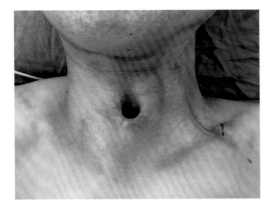

图 22 - 17　全喉切除术（五）

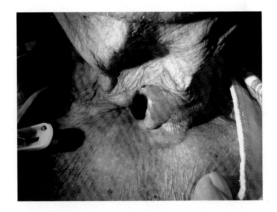

图 22 - 18　全喉切除术后复发（一）

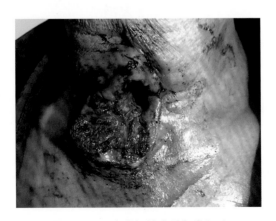

图 22 - 19　全喉切除术后复发（二）

第四节 喉 狭 窄

病例 22‑20 患者,男性,69 岁。部分喉切除术后 2 年余,发生喉狭窄
(图 22‑20)。目前堵管后步行不足百米,因此不能拔管。

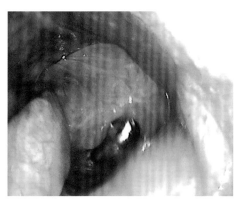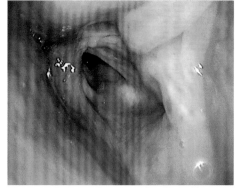

图 22‑20 喉狭窄(一)

病例 22‑21 患者,女性,63 岁,诊断为喉狭窄。采用喉罩麻醉,氩气刀
切除狭窄带,喉镜检查结果如图 22‑21 所示。

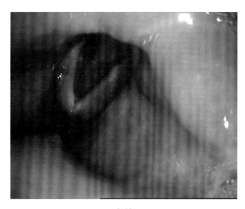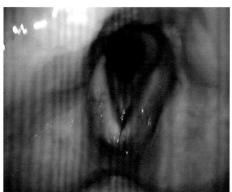

术前 术后

图 22‑21 喉狭窄(二)

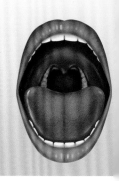

第二十三章 咽喉部、食管异物及损伤

第一节 咽喉部异物

咽喉部异物是一种常见的耳鼻咽喉科疾病,多因进食不慎所致。最常见的为扁桃体上异物。但由于扁桃体隐窝多,周边有腭咽弓和腭舌弓黏膜皱襞,有时需要牵拉开黏膜皱襞才能发现异物。如扎进扁桃体隐窝的异物难以观察,可拿枪状镊进行触探,往往能够发现并取出。

病例 23-1 患者,女性,65 岁,右侧扁桃体中部刺入鱼刺(图 23-1)。

病例 23-2 患者,男性,62 岁,左侧扁桃体下极刺入鱼刺(图 23-2)。

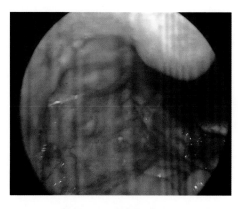 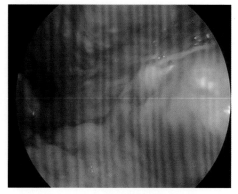

图 23-1 咽部异物(一)　　　　　　图 23-2 咽部异物(二)

病例 23-3 患者,女性,25 岁,误咽鱼刺至咽部异物感。检查见舌根部刺入鱼刺(图 23-3)。

病例 23-4 患者,男性,54 岁,误咽鱼刺至咽部异物感。检查见舌根部刺入鱼刺(图 23-4)。

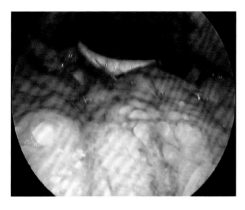

图 23 - 3　咽部异物(三)

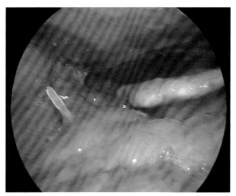

图 23 - 4　咽部异物(四)

病例 23 - 5 　患者,男性,72 岁,误咽鱼刺至咽部异物感。检查见会厌谷刺入鱼刺(图 23 - 5)。

病例 23 - 6 　患者,男性,38 岁,误咽鱼刺 10 余天,当时检查未见鱼刺。本次检查见后联合有一鱼刺,凸向喉腔(图 23 - 6A),但声门闭合后看不见鱼刺(图 23 - 6B)。

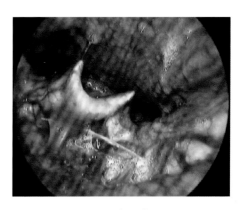

图 23 - 5　咽部异物(五)

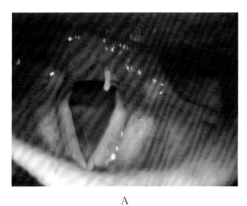

A

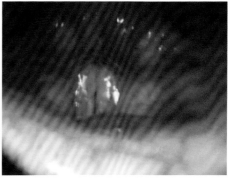

B

图 23 - 6　咽 部 异 物

病例 23－7 患者，女性，31 岁，因家庭琐事误吞拉直的金属窗帘钩。CT检查发现第 4 颈椎至第 4 胸椎水平的颈部和上纵隔软组织内有一长约 12 cm 的条形金属影（图 23－7A）。插入的金属条紧贴着颈胸部的大血管，且异物周围的软组织已出现感染。内镜下已见不到异物裸露端，仅在下咽后壁黏膜见一处小溃疡，估计是异物的插入口。提示异物刺破下咽后壁进入颈部软组织并直达上纵隔内。全身麻醉后，用扁桃体张口器张口并尽量压住舌根，但由于异物插入口接近食管入口，肉眼无法看到。于是借用 0° 鼻内镜深入下咽，借助内镜放大后将异物插入口完全暴露在视野内（图 23－7B）。由于异物入口位置较深，术者使用大血管钳也仅能勉强碰到，且受周围舌根、喉等组织限制无法自由活动，为此助手通过轻轻按摩颈部异物所在位置，通过异物的小幅度活动让术者的血管钳尖端能感受到异物的位置，才最终经口取出该异物（图 23－7C）。

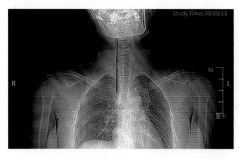
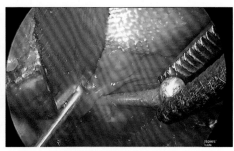

A

B

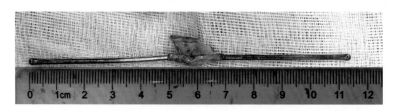

C

图 23－7　咽部异物穿出至颈部

第二节　食管异物

食管异物患者行钡棉检查时的挂絮症简便易行。但如有食管穿孔，钡剂可能会进入穿孔部位，导致持续性的高密度影，影响对异物的判断。因此，现多以CT 检查替代（图 23－8）。

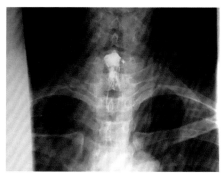
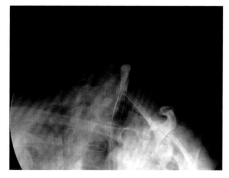

图 23-8　食管异物钡棉检查

　　鱼刺等食源性异物一般最常见(图 23-9A),处理相对容易。而老年患者误吞假牙则容易产生较为严重的并发症(图 23-9B),在处理时一定要慎重。该类异物较大,有锐利边缘,一般不适合胃镜下异物取出,应及时在支撑喉镜或者硬性食管镜下取出。

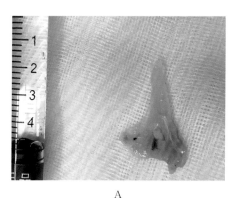

A   B

图 23-9　不同种类的食管异物

病例 23-8　　患者,女性,74 岁,误咽鱼刺,并吞饭试图咽下,CT 检查发现异物已刺穿食管壁(图 23-10),后予颈侧切开取出鱼刺。

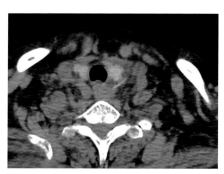
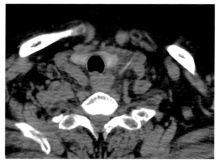

图 23-10　食管异物穿出至颈部异物

第三节　咽喉部损伤

病例 23-9　　患者，女性，25 岁，因误食过烫食物后咽痛就诊。喉镜检查见环后区黏膜烫伤（图 23-11），注意鉴别与溃疡的不同处。

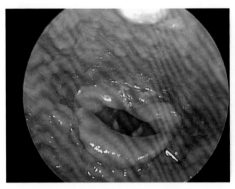 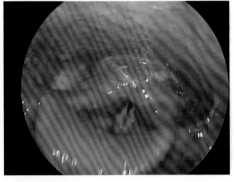

图 23-11　环后区黏膜烫伤

病例 23-10　　患者，女性，54 岁，大声喊叫后出现声带损伤。喉镜检查见声带黏膜下出血（图 23-12）。

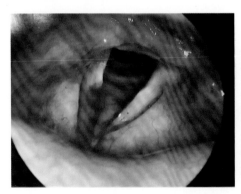 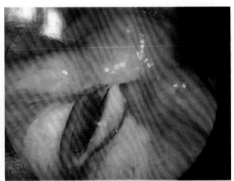

图 23-12　声带损伤

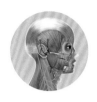

第四部分

头 颈 外 科

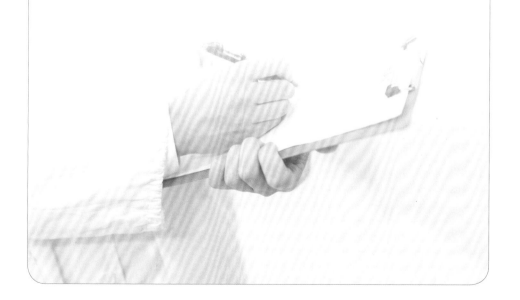

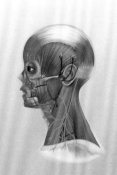

第二十四章 头颈炎性疾病

头颈炎性疾病泛指发生在头颈部,除鼻腔及咽喉等特定部位的头颈部软组织,或咽旁间隙内的感染性病变。表浅的感染通过切开引流多能较快痊愈,发生在颈深部的感染往往病情凶险,这类患者多有糖尿病等基础疾病,诊治难度较大,头颈炎性疾病多需要通过切开引流或穿刺引流,以及多学科合作来治疗。头颈炎性疾病治疗周期长,费用高,并发症发生率高。

第一节 头面部感染

病例 24-1 患者,男性,47 岁,因右耳后肿痛数天就诊。诊断为耳后囊肿伴感染,予以切开引流,右耳后囊肿伴感染(图 24-1A),给予切开引流并冲洗(图 24-1B)。切开后排除脓性分泌物,用过氧化氢滴耳液冲洗 3 次,再用生理盐水冲洗,直至清洁,放置橡皮引流片。

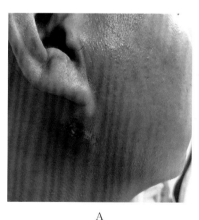
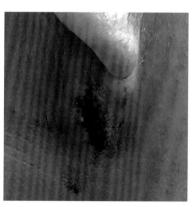

A   B

图 24-1 耳后囊肿伴感染(一)

病例 24-2 患者,男性,43 岁,因左耳后肿痛 6 天就诊。考虑左耳后囊肿伴感染(图 24-2),予以切开引流,并放置引流片。

病例 24-3 患者,男性,53岁,发现颈根部小瘘口(图 24-3),经久不愈。有常年硅肺病史,静坐状态有喘鸣音,肺功能很差,身体条件不好,因此不考虑手术。后至感染科诊治,颈部窦道脓液二代测序(next-generation sequencing, NGS)检出鸟分枝杆菌,种严格序列数 3条。予局部换药及口服药物治疗。既往 10余年前该部位有肿块切除手术史,具体不详。考虑该患者为鳃裂瘘管伴感染。

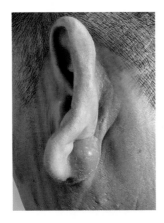 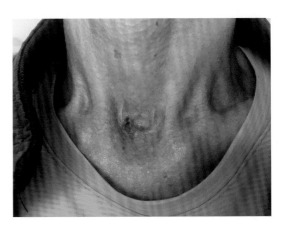

图 24-2　耳后囊肿伴感染(二)　　　　图 24-3　鳃裂瘘管伴感染

病例 24-4 患者,女性,27岁,鳃裂瘘管术后。再次出现感染(图 24-4A),予以切开引流(图 24-4B)。

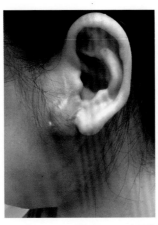 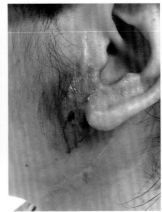

图 24-4　鳃裂瘘管术后复发感染

病例 24-5 患者,女性,88岁,左侧颌下肿痛 1周就诊。查体见左侧颌下一巨大肿块,大小约 3 cm×4 cm(图 24-5A),有压痛,无明显波动感。超声检查提示左侧颈部炎性肿块伴脓肿形成可能性大,CT 检查见脓肿内有高密度钙化影(图 24-5B),综合考虑,颌下腺导管结石伴感染以及脓肿形成可能性大。后拟行介入引导下穿刺抽脓,在等待过程中脓肿自行破溃。

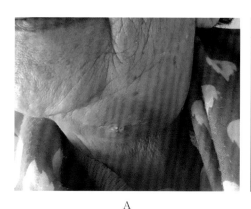
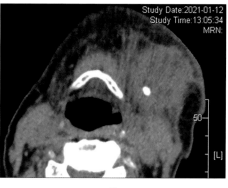

A   B

图 24-5 颌下腺导管结石伴感染

第二节 颈 部 脓 肿

颈深部脓肿病情多较严重,治疗周期长、并发症多,一经诊断应积极通过穿刺或手术的方式引流。

病例 24-6 患者,男性,60 岁,因误咽鱼刺 3 天,咽痛 3 天,加重 1 天就诊。CT 检查提示颈部脓肿(图 24-6A),予以穿刺引流(图 24-6B)。放置引流管后患者渐恢复。该患者脓肿形成有明确的异物史,且有未控制的糖尿病。脓肿较局限、单腔,经穿刺引流后恢复好。

病例 24-7 患者,男性,65 岁,因颈部肿痛 6 天就诊。CT 检查提示颈部脓肿(图 24-7A),行手术切开引流。经 16 天治疗后,患者恢复良好(24-7B)。

病例 24-8 患者,男性,颈部脓肿切开引流术后皮瓣坏死,创面持久不愈合。在使用负压封闭引流前,缺损的皮肤创面始终有脓性分泌物溢出,经过持续负压吸引之后,创面变得清洁(图 24-8A)。负压封闭引流创面覆盖海绵(图 24-8B),通过海绵抽吸创面的脓性分泌物(图 24-8C),待创面清洁后行皮瓣修复(图 24-8D),修复后的创面拆线后愈合良好(图 24-8E)。

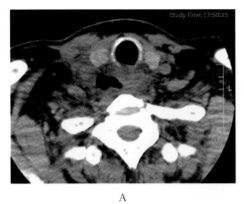
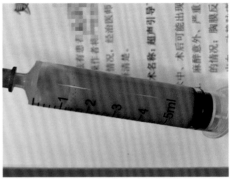

A　　　　　　　　　　　　　　　　B

图 24-6　颈部脓肿(一)

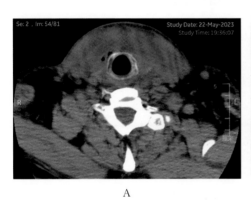
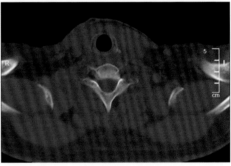

A　　　　　　　　　　　　　　　　B

图 24-7　颈部脓肿(二)

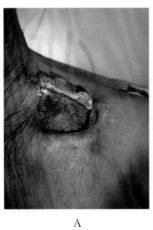
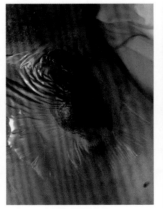
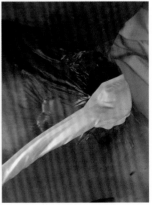

A　　　　　　　　　B　　　　　　　　　C

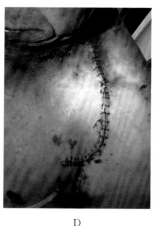
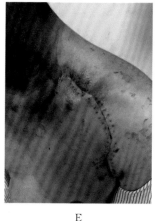

D   E

图 24-8　颈部脓肿(三)

病例 24-9 患者,男性,80岁。咽痛3天,加重伴呼吸困难2天。患者3天前夜间出现咽痛,在当地医院予抗感染治疗。2天前出现症状加重伴呼吸困难,在当地医院紧急行气管插管,转入重症监护室行监护治疗2天。来院时颈部肿胀,CT提示颈部蜂窝织炎,但抗感染治疗效果差。经过多次超声及CT检查均未见脓肿的典型表现,但患者的药物治疗效果较差。经慎重考虑下,于入院第8天行手术切开、探查和引流。术前检查见颈部肿胀隆起明显,右侧颈部皮肤局部充血(图 24-9A)。术中发现,原CT影像上的低密度区亦有脓液形成(图 24-9B),虽未形成典型脓腔,但组织间隙中有较多脓性分泌物。术中同时行气管切开,术后患者恢复良好。

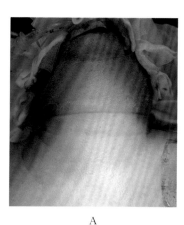
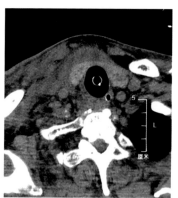

A   B

图 24-9　颈部脓肿(四)

第三节　食　管　憩　室

病例24-10　患者,男性,36岁。反复咽痛3年,左颈肿痛半年余。患者3年前无明显诱因下出现咽痛,每年发作一次,近年更为频繁,曾在当地医院食管造影检查发现食管憩室(图24-10A)。半年前开始出现颈部肿痛。之后在1个月内先后行2次切开引流,后在胃镜下找到内瘘口(图24-10B),并行食管瘘闭合术。但术后4周再次化脓感染,左侧颈部原切开引流口处红肿,见黄白色黏稠分泌物渗出,无发热症状(图24-10C)。患者明显消瘦,自发病以来,体重下降约5kg。后予抗感染治疗,2周后入院行胃造瘘改善营养,再次行颈侧切开探查及食管瘘修补,术中翻起左侧甲状腺,并解剖出喉返神经,探查、显露食管内瘘口并予以结扎(图24-10D)。术后13天食管瘘再次复发并有感染,予切开、开放引流,保守换药、冲洗、引流,1个多月后瘘口渐渐愈合,随访半年未再发。

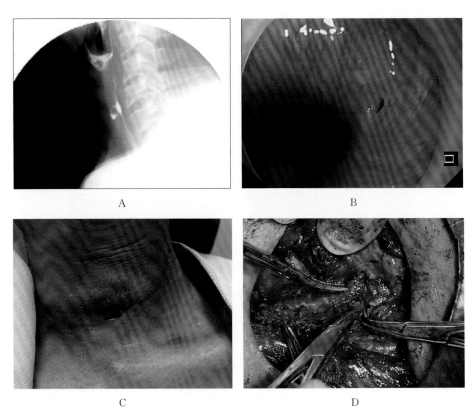

A

B

C

D

图24-10　食管憩室

第二十五章　唾液腺相关疾病

在唾液腺导管堵塞的病例中，颌下腺导管结石是一种较容易被忽视的疾病，但发病率并不低。对于颌下肿痛，尤其是在进食时症状明显的患者，要关注其颌下腺导管开口，即舌下阜是否有肿胀、隆起。必要时结合触诊。如果有结石堵塞，可在受累一侧的舌下阜观察到隆起。此外，导管结石通过CT检查可诊断。

发生在唾液腺的肿瘤类型多样，从发生率来看，大唾液腺如腮腺发生恶性肿瘤的可能性要低于小唾液腺。因此，对小涎腺来源的肿瘤更应慎重。

第一节　颌下腺导管结石

病例 25-1　患者，女性，22 岁，因进食后左侧颌下肿痛。超声检查未能发现颌下腺导管结石。但通过检查发现左侧颌下腺导管开口处隆起、充血（图25-1），触诊有质硬结节，考虑颌下腺导管结石。予以切开取石，切口向两侧缝合，避免粘连。

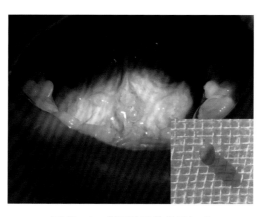

图 25-1　颌下腺导管结石(一)

病例 25-2　患者,女性,64 岁,初始表现为颌下腺炎症。由于炎症较重,会厌亦有肿胀,初诊医师按照急性会厌炎治疗一段时间。在随后的诊治过程中发现 2 枚颌下腺导管结石,遂将结石摘除(图 25-2),炎症较快痊愈。

病例 25-3　患者,女性,67 岁,因进食后右侧颌下肿痛就诊。查体发现右侧颌下腺导管开口处隆起、充血,触诊有质硬结节,按压有少许脓性分泌物溢出,考虑颌下腺导管结石。予以切开取石,切口较小,未予缝合(图 25-3)。

病例 25-4　患者,男性,68 岁,反复进食后出现右侧颌下隆起半月,肿胀不适,稍痛。查体见右侧颌下肿胀、隆起,无明显压痛(图 25-4 A、B)。舌下阜见结石样物堵塞颌下腺导管(图 25-4C)。予以切开取石(图 25-4D),取出结石后见较多浑浊液体溢出。

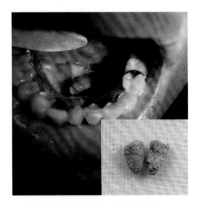

图 25-2　颌下腺导管结石(二)

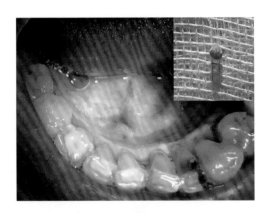

图 25-3　颌下腺导管结石(三)

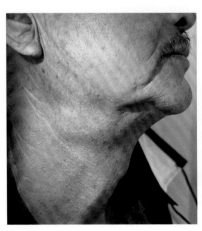

A

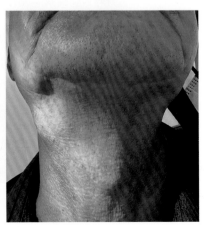

B

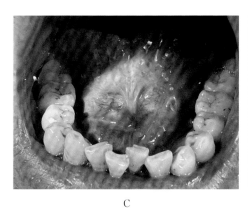

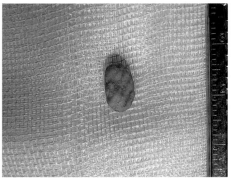

C   D

图 25-4　颌下腺导管结石(四)

第二节　腮腺恶性肿瘤

病例 25-5　患者,男性,57 岁,确诊为腮腺恶性肿瘤,行腮腺恶性肿瘤根治性切除术＋功能性颈淋巴结清扫术＋胸大肌皮瓣修复术(图 25-5)。胸大肌皮瓣在锁骨上穿行,转位到下颌后创面,修复腮腺肿瘤切除后的缺损,胸大肌的肌皮瓣组织在颈部会产生一个隆起,随时间推移会萎缩,变得不明显。

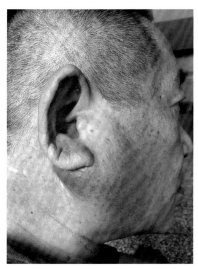

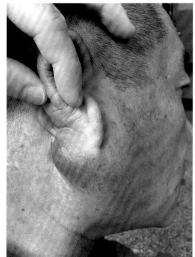

肿瘤外观

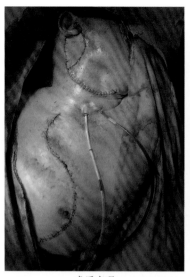
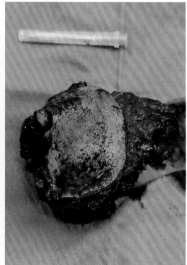

术后表现   切除后的肿瘤

图 25－5　腮腺恶性肿瘤

第二十六章　头颈部恶性肿瘤及术后并发症

　　头颈部恶性肿瘤类型较多,头颈部的原发肿瘤在发病时多以颈部肿块的形式出现。因此,对头颈部发现的转移淋巴结,应积极寻找原发病灶。

　　头颈部肿瘤术后可能出现一些并发症,发生概率并不高。但一旦发生,需要及时处理,避免产生更严重的后果。因此,早期及时的干预较为重要。此外,认识并发症的发病原因,对预防并发症的发生亦十分重要。

第一节　头颈部恶性肿瘤

　　颈部不明原因转移癌是一类经过多种检查方式寻找,依然找不到原发病灶的颈部淋巴结转移性恶性肿瘤的统称。往往需要通过多种检查方式,仔细寻找原发灶,方能有所发现。全身麻醉后对鼻咽、口咽、喉咽的多点组织活检十分必要,对于没有明显病灶的患者,进行双侧扁桃体摘除活检较为必要。而对于单侧颈部淋巴结转移的患者,可以考虑仅行病变侧的扁桃体活检。

　　病例 26‑1　患者,男性,61 岁,因发现右侧颈部肿块就诊,PET/CT 提示舌根高代谢,给予门诊组织活检。诊断为右颈部继发性恶性肿瘤,肿瘤已快要破溃(图 26‑1)。

　　病例 26‑2　患者,女性,50 岁,CT 检查发现颈部囊肿(图 26‑2A)。手术切除后病理为转移性鳞状细胞癌,囊性变的淋巴结。病理检查可见囊壁内衬大量淋巴组织,其间见异形细胞巢(图 26‑2 B~D),结合免疫组化结果诊断为低分化鳞状细胞癌。该患者后续在寻找原发病灶时出现困难,未能找到原发病灶。但肿瘤组织起源

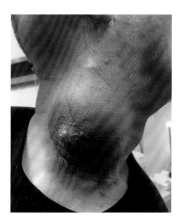

图 26‑1　右侧颈部不明原因转移癌

检测提示头颈部肿瘤来源可能性为 71.3％。后续未行放化疗，而是定期随访，目前随访 1 年无异常。

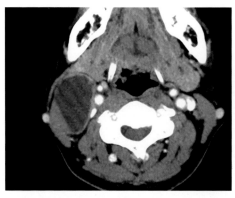

A(CT 检查)

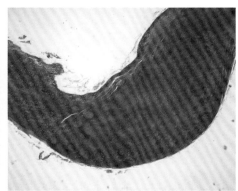

B(HE 染色×20)

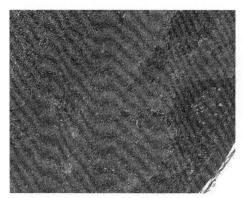

C(HE 染色×100)

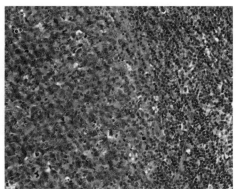

D(HE 染色×400)

图 26-2　囊性变的转移性鳞状细胞癌

病例 26-3　患者,女性,51 岁,因"左侧面部麻木 5 个月,加重伴疼痛 2 个月"就诊。诊断为左侧上颌窦癌,行左侧上颌骨截除术(图 26-3)。由于上颌窦癌早期没有症状,一般发现时均已较晚。对于这样的上颌窦癌患者往往需要根治性切除,截除上颌骨,术后用牙托隔开鼻腔和口腔,术腔用凡士林油纱布保护裸露的创面,并填塞碘仿纱条止血。亦可采用游离皮瓣行术腔修复重建。

病例 26-4　患者,男性,90 岁,左侧颈部皮肤肿块半年,伴有瘙痒难忍,肿块渐增大,从一开始的黄豆大小,发展至直径约 3 cm(图 26-4)。诊断为颈部皮肤恶性肿瘤,行手术切除。手术缺损皮肤面积 9 cm×10 cm,取腰腹部游离皮

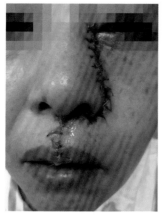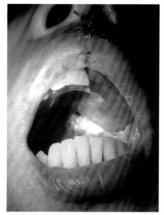

图 26‑3 左侧上颌窦癌

肤修复,间断缝合并加压打包缝合,供皮区切口对位缝合。术后病理诊断为鳞状细胞癌,分化Ⅱ级,浸润皮下脂肪层。

病例 26‑5 患者,男性,61 岁,确诊鼻咽癌 9 年。当时行放疗 33 次、化疗 4 次以及靶向治疗。3 年前复发,行螺旋断层放疗系统治疗 25 次、化疗 4 次,在行第 2 次放疗后开始出现左侧颈部皮肤粗糙铺路石样外观(图 26‑5),伴疼痛,渐加重,有渗液,后经过多次介入穿刺检查病理,确诊为转移性鼻咽非角化性癌。

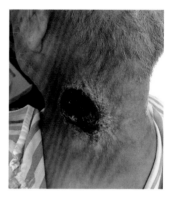

图 26‑4 颈部鳞状细胞癌

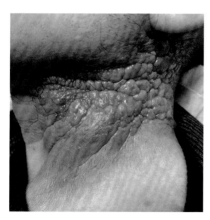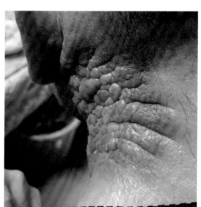

侧面观　　　　　　　　后面观

图 26‑5 转移性鼻咽非角化性癌

病例 26-6 患者,女性,81岁,脓涕伴血丝半年,加重伴鼻塞1月余。检查右侧鼻腔见粗糙新生物,肿瘤基底有黑色素沉着,血供丰富(图26-6 A、B),左侧鼻腔未见异常(图26-6C)。外院组织活检诊断为右侧鼻腔恶性黑色素瘤。予手术切除,肿瘤基底位于右侧下鼻甲后端。肿瘤切除后,右侧下鼻甲基底部仍有黑色素沉着区(26-6D)。

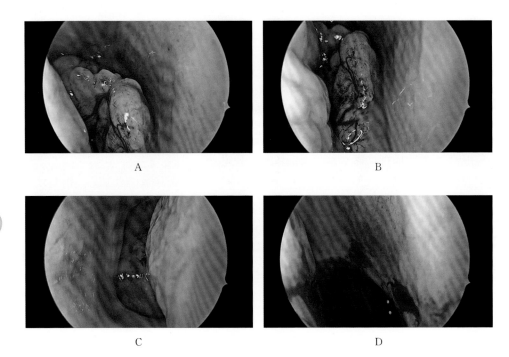

图 26-6 右侧鼻腔恶性黑色素瘤

病例 26-7 患者,女性,64岁,发现左侧颈部淋巴结肿大,穿刺提示恶性黑色素瘤。体检时发现口腔黏膜黑色素瘤(图26-7),后冷冻组织活检病理诊断为恶性黑色素瘤。

病例 26-8 患者,女性,48岁,2年前有右侧声带息肉手术病史。本次因发现喉肿物入院(图26-8 A、B),组织活检病理诊断为喉黏膜恶性黑色素瘤(跨声门型),后来行全喉切除术(图26-8C)。

病例 26-9 患者,男性,60岁,既往有恶性黑色素瘤病史。喉镜检查发现咽喉部黑色肿瘤(图26-10),考虑喉咽恶性黑色素瘤。

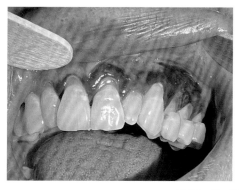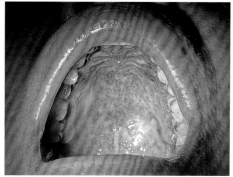

图 26 - 7　恶性黑色素瘤

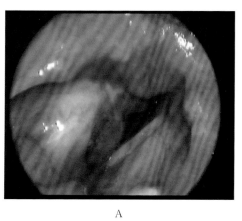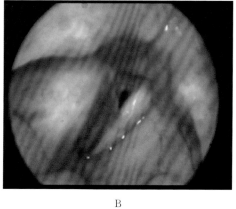

A　　　　　　　　　　　B

C

图 26 - 8　喉黏膜恶性黑色素瘤

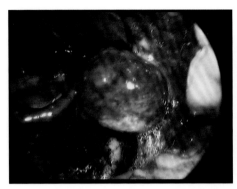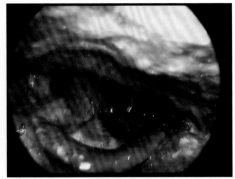

图 26 - 9　喉咽恶性黑色素瘤

第二节　头颈部恶性肿瘤术后并发症

颈部淋巴结清扫手术后一个较为常见的并发症为乳糜漏,因淋巴导管细弱,难以分辨,术中较难识别淋巴管的形态,对淋巴管在颈部的层次也认识不足。我们认为,认识颈部淋巴管的走行、层次及其外观,对避免乳糜漏,以及及时有效地修复十分重要。一旦发生乳糜瘘应及时干预,予局部加压包扎,禁食、静脉营养,患者一般多能在数天内自行愈合。若乳糜瘘量较多,且保守治疗难以奏效,则需要手术探查,找到乳糜瘘,并进行修复。

对于晚期肿瘤患者,可能因肿瘤侵蚀大血管而出现大出血的情形。对于涉及气道的出血,最重要的是要保持气道的通畅。气管切开后的患者,要对气囊充气,防止出血流向下呼吸道;如果是金属气管切开术管,应更换为带气囊的套管,并充气。对于急诊的肿瘤晚期大出血患者,应留院观察,完善血常规等血液检查,开通静脉通道。如有条件,可进行数字减影血管造影检查,并栓塞责任血管止血。

咽瘘是全喉切除术后比较常见的并发症,但严重者比较少见。咽瘘一旦发生,对患者的体质是一个考验。对于较轻的咽瘘,一般需要局部的加压包扎;如有感染,应通畅引流,抗感染治疗。术中缝合时避免采用连续缝合的方式缝合黏膜层,避免在局部发生感染时,引流后出现更大范围的黏膜切口缝线松脱。

病例 26 - 10　患者,男性,42 岁,甲状腺癌根治术后出现左侧颈部乳糜漏,术后当天(图 26 - 10A)和术后第 1 天(图 26 - 10B)的引流液颜色,引流量较大,第 1 天引流量＞500 mL,第 2 天引流量＞1 100 mL,遂在第 2 天安排全身麻醉探查和修补手术。

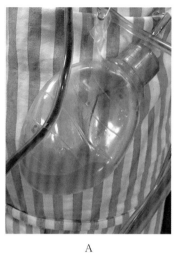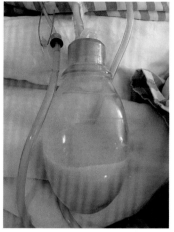

A B

图 26 - 10 乳糜漏的引流液颜色

病例 26 - 11 患者，女性，69 岁，诊断为腮腺恶性肿瘤。行腮腺切除及颈淋巴结清扫手术后 5 天，出现乳糜漏（图 26 - 11）。

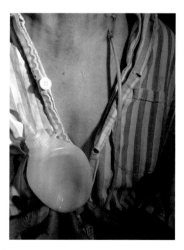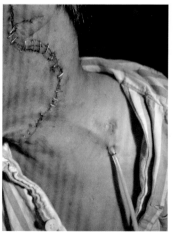

图 26 - 11 乳 糜 漏

病例 26 - 12 患者，男性，42 岁，左侧腮腺深叶腺淋巴瘤术后出现感染及涎腺瘘（图 26 - 12A）。图 26 - 12B 示术后 15 天复诊时的表现，当时患者诉 1 天前自发从左侧腮腺切口处溢出红色液体。见腮腺切口中部质软、波动感，穿刺抽出浑浊黄色液体（图 26 - 12C），之后挤压出较多透明液体，总量约 10 mL，期间不规律加压包扎。6天后患者诉左侧腮腺切口处肿胀不适,检查时发现局部肿胀、波动感,予以穿刺抽液,并住院治疗。

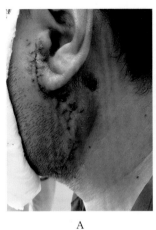 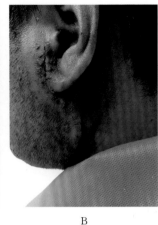 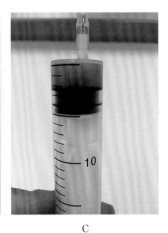

A B C

图 26-12 涎 腺 漏

病例 26-13 患者,男性,63 岁,4 年前诊断鼻咽癌,在外院行放化疗。近期因喉梗阻Ⅲ度行气管切开术,术后出现头面部水肿(图 26-13),整个颈部质地坚硬。

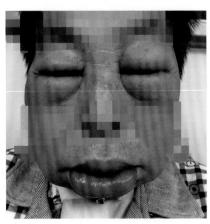 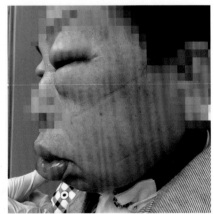

图 26-13 头 面 部 水 肿

病例 26-14 患者,男性,49 岁,食管癌复发,出现气管食管瘘(图 26-14)。后因大出血而导致窒息、休克、心跳呼吸骤停,经抢救后心律恢复,但患者陷入深昏迷,后放弃继续治疗。

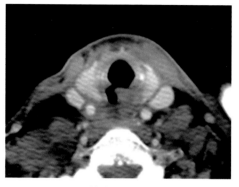
轴位平扫 CT

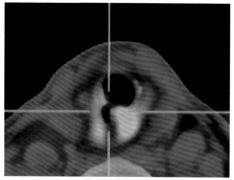
轴位 PET/CT 见气管食管瘘口周围糖代谢增高的病灶

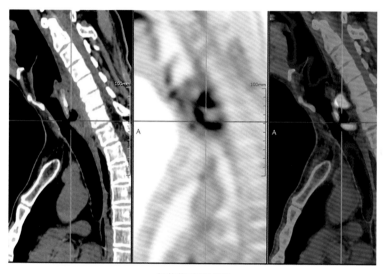
矢状位 PET/CT

图 26‑14 气管食管瘘

病例 26‑15 患者,男性,79 岁,因颈部肿瘤痂皮脱落后大出血 1 小时就诊。切口持续渗血(图 26‑15),予以消毒,凡士林纱布覆盖止血,并静脉使用止血药物。患者 3 年前诊断口腔癌,经历 2 次手术,仍复发;5 年前曾有膀胱癌病史。目前气管切开状态,已行胃造口,恶病质状态。

病例 26‑16 患者,男性,55 岁,全喉切除术后出现咽瘘(图 26‑16)。通过观察其恢复过程,出现咽瘘的创面可以通过肉芽的方式进行修复,但该过程可能要持续 1～2 个月。

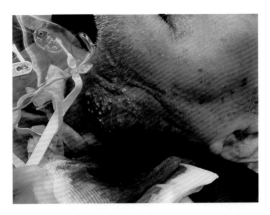

图 26 - 15　颈部肿瘤出血

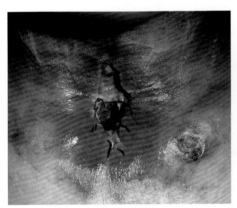

术后 13 天

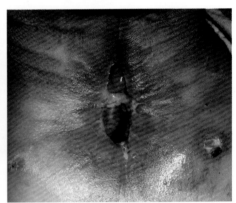

术后 19 天

图 26 - 16　咽　瘘

病例 26 - 17　　患者,女性,64 岁,长期气管插管,佩戴呼吸机,可能由于气囊的压迫而出现气管食管瘘,可在食管内看到气管食管瘘口(图 26 - 17)。后来予以气管切开,并放置了加长型的气管插管,胃镜中心检查见距门齿 18 cm 处狭长形的气管食管瘘,长度约 6 mm。

病例 26 - 18　　患者,男性,46 岁,6 年前曾有鼻咽癌病史,后经放疗控制。1 年前后颈部肿物破溃,逐步加重,无法发声,吞咽困难,消瘦明显。查体后颈部见巨大缺损,溃疡深及肌肉,伴较多脓性分泌物(图 26 - 18),局部可及肿大淋巴结,患者消瘦明显。

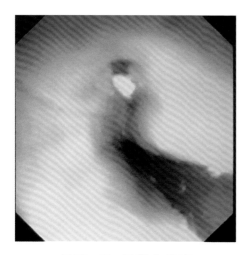
图 26‑17　气管食管瘘

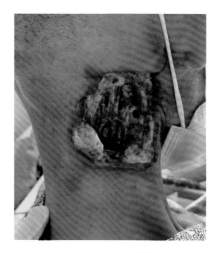
图 26‑18　坏死性筋膜炎

病例 26‑19　患者,女性,78 岁。甲状腺肿瘤手术后双侧声带麻痹,出现Ⅲ度呼吸困难、喉鸣音、三凹征,以行气管切开术(图 26‑19)。

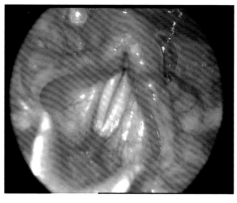
呼吸时声门裂的宽度

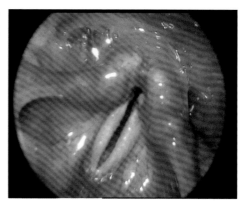
用力呼吸时声带能开放的最大程度

图 26‑19　双侧声带麻痹

病例 26‑20　患者,女性,甲状腺肿瘤手术后感染,打开切口见脓液以及坏死的气管软骨(图 26‑20)。

病例 26‑21　患者,男性,42 岁,颈部神经鞘瘤手术后出现霍纳综合征(图 26‑21),伤侧瞳孔缩小,眼睑下垂,但对光反应、辐辏反应均存在。

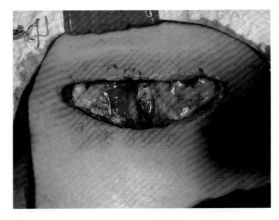

图 26-20　甲状腺肿瘤手术后感染

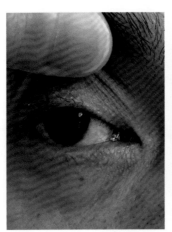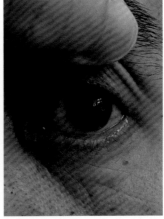

图 26-21　霍 纳 综 合 征

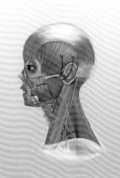

第二十七章　颈　部　外　伤

对于开放性颈部外伤的患者,须首先判断伤口情况,评估对气道和血管的损伤情况。对于可能存在喉梗阻的患者,要注意及时行气管切开。对于闭合性颈部外伤的患者在解除气道梗阻喉后,应及时评估喉及气管软骨支架的损伤情况。

第一节　闭合性颈部外伤

病例 27 - 1　　患者,男性,45 岁,透析后晕厥摔伤颌下 4 天,之后下颌出现血肿(图 27 - 1 A～C)。检查见咽喉部黏膜下淤血明显,披裂肿胀,部分遮挡声门(图 27 - 1D)。予以止血、对症支持,并关注呼吸情况。

病例 27 - 2　　患者,女性,22 岁。因赛车撞上护栏,安全帽勒住颈部,立即发生呼吸困难,遂紧急行气管插管。CT 检查发现环状软骨骨折、气管撕裂(图 27 - 2 A～D)。该患者在插管 20 天后行低位气管切开手术。术后复查喉镜见双侧声带固定,声带短缩,无法内收(图 27 - 2 E、F)。

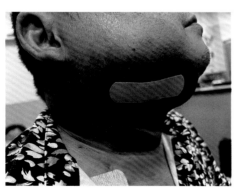

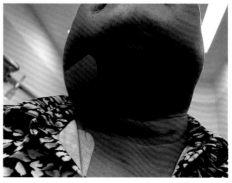

A　　　　　　　　　　　　　　B

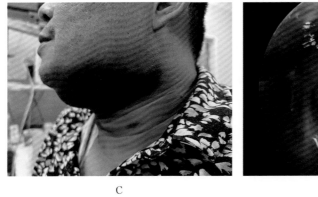
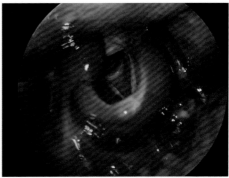

C   D

图 27 - 1 颌 下 淤 血

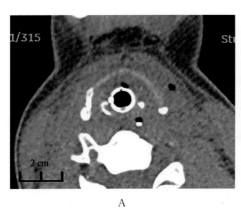
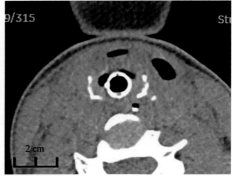

A   B

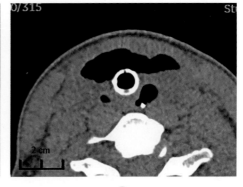

C   D

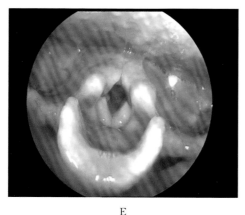
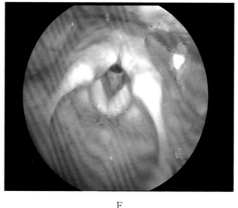

E   F

图 27‑2　环状软骨骨折

第二节　开放性颈部外伤

病例 27‑3　患者,男性,77 岁,自行用剪刀刺伤颈部 3 小时就诊。查体见颈前一锐性不规则切割伤口,长约 6 cm,深及气管,说话时切口内有气泡(图27‑3A)。考虑气管有损伤,遂行 CT 检查。急诊全身麻醉后探查及清创缝合。气管左侧有一深在的刺伤切口,予以扩创暴露气管,探查见气管右侧 2 处切割伤,甲状腺亦有 1 处裂伤(图 27‑3B),缝合气管切口,间断缝合切口。该患者 3个月前因口腔癌在外院行手术治疗,术后化疗 1 次,1 周前行质子重离子治疗,因疼痛难忍而刎颈。该患者在术后 1 周内出现喉梗阻,予紧急气管切开。

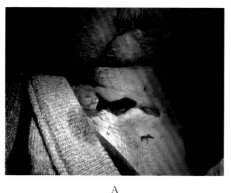
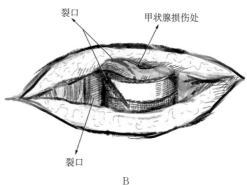

A   B

图 27‑3　开放性颈部外伤(一)

病例 27-4 患者,女性,69岁,因被犬咬伤就诊。诊断为开放性喉外伤,无呼吸困难。查体见颈部贯通伤(图 27-4 A、B),左侧颈部、面部、耳垂以及左下肢均有撕裂伤。在环状软骨和第一气管环之间有一破口(图 27-4C),气管右侧亦有一破口(图 27-4D)。CT 检查见气管连续性中断,颈部积气明显(图 27-4 E、F)。

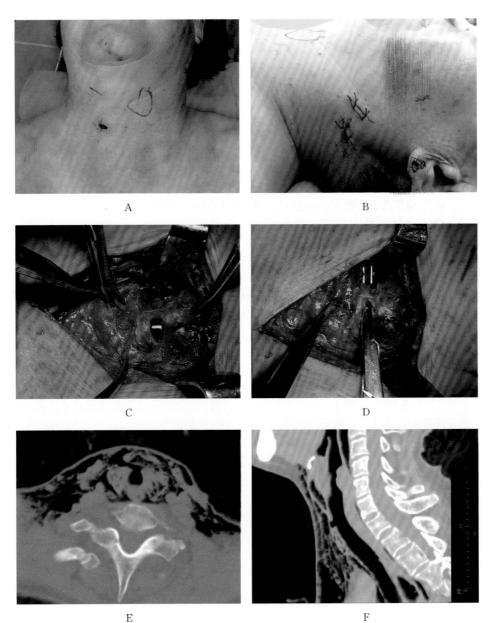

A

B

C

D

E

F

图 27-4 开放性颈部外伤(二)

参 考 文 献

［1］黄选兆,汪吉宝,孔维佳.实用耳鼻咽喉头颈外科学［M］.2版.北京:人民卫生出版社,2008.

［2］欠畑誠治,二井一则.经外耳道耳内镜手术学:手术技巧图解［M］.崔勇译.西安:世界图书出版公司,2019.

［3］犬山征夫,本庄巖,森山宽.耳鼻咽喉与头颈部手术图谱(下)［M］.西安:世界图书出版公司,2006.

［4］汤文龙,邱书奇.侧颅底显微外科解剖图谱［M］.北京:人民卫生出版社,2015.

［5］赵辨.临床皮肤病学［M］.南京:江苏科学技术出版社,1992.

［6］成雷,黄振校,周兵,等.整体骨炎评分系统在慢性鼻-鼻窦炎中的临床应用及骨炎评估的意义［J］.中华耳鼻咽喉头颈外科杂志,2013,48(2):119-122.

［7］孙建军,刘阳.中耳炎临床分类和手术分型指南(2012)解读［J］.中华耳鼻咽喉头颈外科杂志,2013,48(1):6-10.

［8］中国人体健康科技促进会鼻咽癌专业委员会,中国医学科学院内镜下鼻颅底肿瘤外科治疗技术创新单元(2018RU003),余洪猛,等.鼻咽癌外科治疗专家共识［J］.肿瘤,2022(7):466-480.

［9］中华耳鼻咽喉头颈外科杂志编辑委员会鼻科组,中华医学会耳鼻咽喉头颈外科学分会鼻科学组.中国变应性鼻炎诊断和治疗指南(2022年,修订版)［J］.中华耳鼻咽喉头颈外科杂志,2022,57(2):106-129.

［10］中华耳鼻咽喉头颈外科杂志编辑委员会鼻科组,中华医学会耳鼻咽喉头颈外科学分会鼻科学组.鼻出血诊断及治疗指南(草案)［J］.中华耳鼻咽喉头颈外科杂志,2015,50(4):265-267.

［11］中华耳鼻咽喉头颈外科杂志编辑委员会鼻科组,中华医学会耳鼻咽喉头颈外科学分会鼻科学组.中国慢性鼻窦炎诊断和治疗指南(2018)［J］.中华耳鼻咽喉头颈外科杂志,2019,54(2):81-100.

［12］中华耳鼻咽喉头颈外科杂志编辑委员会头颈外科组,中华医学会耳鼻咽喉头颈外科学分会头颈外科学组.颈深部脓肿诊断与治疗专家共识(2022)［J］.中华耳鼻咽喉头颈外科杂志,2022,57(4):405-412.

［13］Menner A L. Pocket guide to the ear［M］. Stuttgart: Thieme, 2004.

［14］Pansky B, Gest T//欧阳钧,译.LWW解剖学精要图谱［M］.北京:北京科学技术出版社,2017.

［15］Benjamin B, Bingham B, Hawke M,等//程婉青,许珉,译.耳鼻咽喉科学彩色图谱

　　　　［M］．西安：世界图书出版公司，2001.

［16］Netter F H. Netter atlas of human anatomy（5e）［M］. America: Saunders Elsevier, 2011.

［17］Sanna M, Russo A, De Donato G. Color atlas of otoscopy: from diagnosis to surgery ［M］. Stuttgart: Thieme, 1998.

［18］Flint P W, Haughey B H, Lund V J, et al. Cummings otolaryngology-head and neck surgery［M］.5th ed. Mosby: Philadelphia, 2010.

［19］Georgalas C, Videler W, Freling N, et al. Global osteitis scoring scale and chronic rhinosinusitis: Amarker of revision surgery ［J］. Clin Otolaryngol, 2010,35(6):455 - 461.

［20］Hellings P W, Klimek L, Cingi C, et al. Non-allergic rhinitis: Position paper of the european academy of allergy and clinical immunology ［J］. Allergy, 2017,72(11):1657 - 1665.

［21］Kucikc J, Clenney T. Management of epistaxis ［J］. Am Fam Physician, 2005,71(2): 305 - 311.

［22］Lund V J, Kennedy D W. Quantification for staging sinusitis. the staging and therapy group ［J］. Ann Otol Rhinol Laryngol Suppl, 1995(167):17 - 21.

［23］Lund V J, Kennedy D W. Staging for rhinosinusitis ［J］. Otolaryngol Head Neck Surg, 1997,117(3 Pt 2):S35 - S40.

［24］Sadé J, Berco E. Atelectasis and secretory otitis media ［J］. Ann Otol Rhinol Laryngol, 1976, 85(2 Suppl 25 Pt 2):66 - 72.

［25］Tos M, Stangerup S E, Larsen P. Dynamics of eardrum changes following secretory otitis. A prospective study ［J］. Arch Otolaryngol Head Neck Surg, 1987,113(4):380 - 385.

致　谢

从开始准备本书,到成稿,经历了 8 年多的时间。期间得到了家人、朋友、老师的大力支持,没有他们的支持和鼓励,我也没有这个能力和动力将这件事坚持下去。

在手稿完成时,要感谢上海交通大学出版社各位老师的支持,给粗糙的原稿做了非常详尽的修改,并且进行了精美的排版。感谢国家自然科学基金青年科学基金(编号:82000980、82101216)、上海市科委基金(编号:21Y31900500、23SHS05000)以及复旦大学医工结合项目(编号:XM03241807)对本书出版的支持。最后,还要感谢广大患者朋友的支持,没有你们的贡献,也不会有此书的出版。

致
谢